国家中医药管理局区域中医（骨伤）诊疗中心
国家中医药管理局中医药继续教育项目
王平劳模创新工作室丛书

肩周炎中医综合诊治

JIANZHOUYAN ZHONGYI ZONGHE ZHENZHI

主　编　王　平

副主编　张君涛　刘爱峰

编　委　(按姓名汉语拼音排序)

程　磊　韩金昌　黄朋涛　李嘉钰　李远栋
刘国胜　刘世珑　苏　瑾　王俊龙　王晓东
吴玖斌　杨　莹　尹广斌　张　超　张　良
张晓宇　张　宇　周　鑫

北京大学医学出版社

JIANZHOUYAN ZHONGYI ZONGHE ZHENZHI

图书在版编目（CIP）数据

肩周炎中医综合诊治 / 王平主编. —北京：北京大学医学出版社，2020. 10

ISBN 978-7-5659-2228-2

Ⅰ. ①肩…　Ⅱ. ①王…　Ⅲ. ①肩关节周围炎 - 中医治疗法　Ⅳ. ① R274.943

中国版本图书馆 CIP 数据核字（2020）第 118147 号

肩周炎中医综合诊治

主　　编：王　平
出版发行：北京大学医学出版社
地　　址：（100083）北京市海淀区学院路 38 号　北京大学医学部院内
电　　话：发行部 010-82802230；图书邮购 010-82802495
网　　址：http：//www.pumpress.com.cn
E-mail：booksale@bjmu.edu.cn
印　　刷：北京强华印刷厂
经　　销：新华书店
责任编辑：崔玲和　　**责任校对：**靳新强　　**责任印制：**李　啸
开　　本：710 mm × 1000 mm　1/16　　**印张：**12.5　　**字数：**233 千字
版　　次：2020 年 10 月第 1 版　2020 年 10 月第 1 次印刷
书　　号：ISBN 978-7-5659-2228-2
定　　价：100.00 元

主编简介

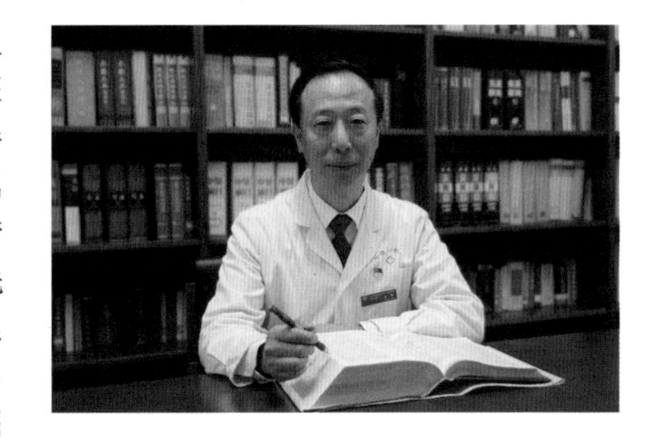

王平，男，1964年4月生人，中国共产党党员，主任医师、教授、博士研究生指导导师，天津中医药大学第一附属医院骨伤科主任。获天津市劳动模范，全国五一劳动奖章先进个人称号，全国医药卫生系统先进个人，天津市中青年名中医，天津市卫生行业第九届“十佳”医务工作者。天津市总工会“王平劳模创新工作室”负责人，兼任美国明尼苏达州西北健康大学客座教授，中华中医药学会骨伤科分会副主任委员，天津中医药学会骨伤专业委员会荣誉主任委员。获得国家科学技术进步奖二等奖1项，省（部）级科学技术进步奖三等奖3项。以第一作者在核心期刊发表论文40余篇，出版专著10余部，获引进版科技类优秀图书奖1本。肩周炎（肩凝症）的手法研究列为原卫生部“十年百项”推广项目，连续10年由国家中医药管理局列为国家级继续教育项目。

前　言

在临床实践工作中，医生喜欢学习及应用效验的技术。但患者的依从性较差，医生们对常见病有效的专病干预技术不熟悉。如何提高患者的依从性，如何促进医生掌握这些专病干预技术，我们想到可以尝试建立与推广单病种诊疗体系。

专科医生在临床上经常遇到肩痛的患者。这些患者多为中年人，因为肩痛，导致肩部功能及活动障碍，特别是影响了睡眠，患者多方求医。由于中医与西医在专业理念及认知上的差异，不同医疗机构诊疗设备的差异，形成多学科参与又难以达成共识的“碎片化”诊疗现状。肩关节复合体悬挂在胸廓上，同时与颈椎、胸椎连接构成静力性稳定结构，3 个滑囊关节、肩胛、胸壁关节同连接的 17 块肌肉构成静力性稳定结构，肩关节可以在多个平面、多个维度活动，其结构的复杂性、病因的多样性使初学者难以有针对性干预“痛点靶向”。

肩周炎是一种肩关节囊及周围韧带、肌腱和滑膜囊的慢性特异性炎症，表现为肩部疼痛，夜间为甚，逐渐加重，肩关节活动受限且日益加重，达到某种程度后逐渐缓解，直至最后完全复原。中医学中，肩周炎又称为“肩凝症”“冻结肩”“五十肩”“漏肩风”等。

肩周炎所致的肩痛，其病因复杂，可以是内因代谢性疾病，还可以由外伤制动等诱发。肩周炎有 4 个典型的临床表现：以中年人为主，疼痛昼轻夜重甚至影响睡眠，喜热恶寒，肩关节各维度运动的功能障碍。影像学检查一般用于排除诊断，比如磁共振成像可以清晰地从形态学分析出“肩袖损伤”的部位与程度，但不是任何一个医疗机构均具备大型影像学设备。

20 世纪 50 年代，一代骨伤科专家积极探索肩周炎的中医诊疗方案。全国各地不同伤科流派形成了各种以手法、针刺、中药口服等干预技术为核心的肩周炎治疗方案，其中重要的干预技术为九步手法松解术。同时，一些海外的医疗机构也积极探索肩关节的各种物理学治疗方法。随着各种诊断技术及治疗设备的应用，阻滞、介入、超声引导、关节镜微创手术等应运而生，逐渐形成了肩关节疼痛急性期、僵硬期、恢复期不同阶段的诊疗方案。“冻结肩”虽然属于自限性疾病，但积极的早期干预治疗可以最大限度地保障患者的生活质量、恢复肩关节功能。基于对老中医传统手法经验的继承与总结，2007年国家卫生部将“活血舒筋手法辨证使用治疗肩凝症”列为全国“十年百项”推广项目，天津中医药大学第一附属医院骨伤科连续10年开展国家中医药管理局全国继续教育项目培训，在10多个省份举办并推广应用，众多医师学习了该项目。同时我们发现了传统疗法在病理机制上认知不足，单一手法控制疼痛起效时间较长等问题。随着课题研究的进一步深化，我们广泛吸收多学科的前期研究成果，特别是在整合医学概念的引领下，综合海内外不同手法及流派，不同药物、不同给药途径联合应用，采用针刺介入、影像超声引导及可视化微创手术及康复功能训练等成果，建立了综合干预的诊疗体系。未来医学的模式将是在中医药学理论的指导下，将传统中医药干预技术融合前沿西医干预技术，优化疗效的新思维。国际上使用的肩关节康复评定原理，徒手物理治疗循证研究及相关外科最新干预技术是本项目研究急需拓展的知识要点。一个病种、一个学科持续半个多世纪的临床应用研究，其价值值得关注。专业知识浩如烟海，挂一漏万。

青山依旧在，几度夕阳红。

主编

2020年春

目　录

第一部分

肩周炎中医综合诊疗模式发展概述

肩周炎（肩凝症）又称冻结肩，民间及中医医籍中多见“漏肩风”“五十肩”“肩痹”。在中医、西医、康复等不同的诊疗指南中均有不同的解释和表述，本书使用肩周炎。

半个世纪以前，肩周炎的治疗以中医徒手治疗为主。依照清代《医宗金鉴·正骨心法要旨》手法总论的学术思想指导，医者更崇尚“手摸心会”的物理诊疗模式。诊断依据望、闻、问、切，依靠个体化、经验式的诊断，将肩关节疼痛、疾病诱发因素、年龄阶段、活动和功能障碍受限程度以及“昼轻夜重”等疼痛的时间和特点等进行综合分析、推理、判断，在此基础上，依照徒手操作“筋柔骨正”的理念施以物理性的手法操作，对抗肩关节活动障碍的阻力方向，并观察活动功能（各个复合运动方向的改善程度、疼痛改善程度），鼓励患者进行各种主动式的肩关节自由功能锻炼，逐步形成一套“以术测证”式的诊疗模式，并逐渐形成现象观察—经验总结—理论推理—治疗验证的思维模式。在继承半个世纪以前的临床经验的进程中，各地医者又依据中医思维模式的不同，干预手段细分项目的不同，症状、体征、预后、结果的监测指标不同，逐渐形成各自的流派、学说。

随着现代医学（特别是影像学）的快速发展，对关节类疾病的诊断与评估越来越微观、精细，实验室检查数据对关节局部病灶与全身的代谢标志物相关性研究亦愈加深入。国际上由此出现多种治疗方法，如徒手治疗、各种介入手段、药物干预等，也呈现出多个流派和学说。整合医学的出现对许多临床专病的诊疗模式产生了影响。整合医学其核心在于整体整合，既是对患者，也是对医师，将成熟的、共识的、优效的诊疗方法有序地融合应用，对专科医生而言互鉴互通，跨界联合。肩周炎因其病理阶段不同，临床表现及基础疾病各异，分为不同给药途径干预、中西药不同干预、徒手与经皮介入、手术与非手术干预、盲视与间接可视化操作、麻醉与非麻醉下操作干预。凡此种种差异，与医疗机构设施及条件，医师的临床技术水平相关。但最主要的是患者对治疗体验度要求的变化，对以中医手法治疗为主的临床医生们的诊疗模式提出了更高要求，即对诊疗需求整体的提高。以痛为先，兼顾功能，参考影像，生活质量评估，必然导致优化的整体整合诊疗思维的拓展，即中医综合诊疗模式的出现。中医综合诊疗模式的特征在于：①鉴别诊断有影像学与实验室检验数据支撑。②患者对操作方案依从性强。③联合干预使疼痛缓解起效迅速。④全程心理预期管理（包括功能改善在内的生活质量评估体系，副作用及预后等）及卫生经济优化等。

在长期的临床实践中，天津中医药大学第一附属医院王平等医生以患者需求为指导逐步优化诊疗全过程，渐渐形成了中医综合诊疗模式，并取得实用型专利，在全国各地进行推广。

(一) 明确的影像学及实验室检验数据支持

明确病灶靶点、骨结构标志之外软组织结构，除外手术适应证。

(二) 分期

以辨位施术为原则，急性期、僵硬期以可视化介入干预为先导，局部以射频脉冲调节针刀松解、臭氧介入瞬间占位为手法操作提供前置条件。

(三) 基础治疗

以辨证口服中药为主，以手法操作改善功能。在手术台旁，巧妙利用局部麻醉臭氧瞬间占位时机，依据肩关节功能受限阻力方向，磁共振成像提示可操作范围，形成手法操作标准操作规程。

(四) 后续治疗

在物理治疗的基础上，无麻醉无可视下手法治疗，保证疗程连续，形成传统继承手法套路与国际手法松动术康复技术的整体整合。

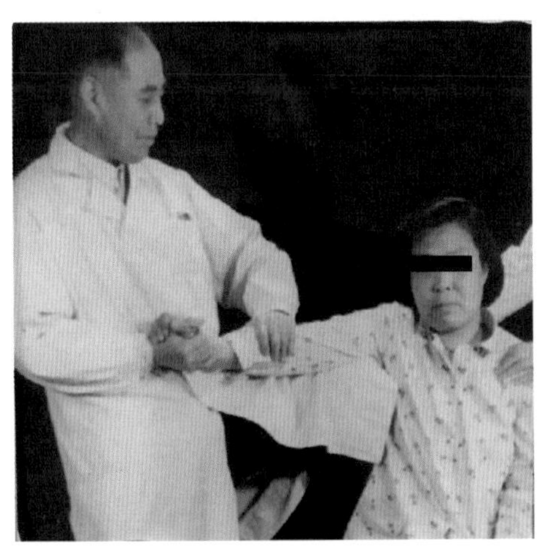

20 世纪 50 年代肩周炎（肩凝症）的治疗
（施术者为津门名中医叶希贤）

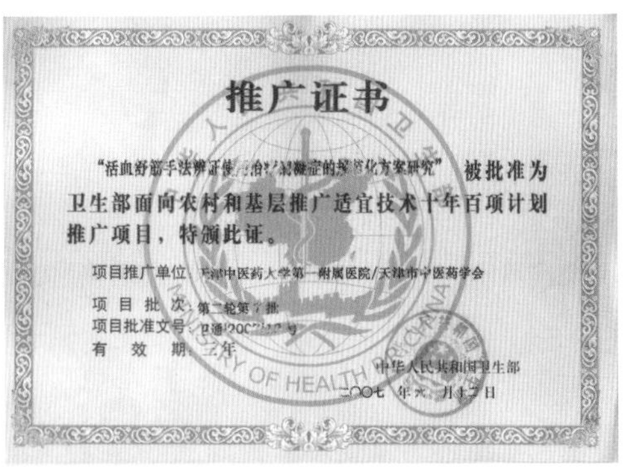

推广证书

"活血舒筋手法辨证[illegible]治[illegible]肩凝症的[illegible]化方案研究" 被批准为卫生部面向农村和基层推广适宜技术十年百项计划推广项目，特颁此证。

项目推广单位：天津中医药大学第一附属医院/天津市中医药学会

项 目 批 次：第二轮第[illegible]批

项目批准文号：卫通[illegible]号

有　效　期：三年

中华人民共和国卫生部

二〇〇七 年 六 月 十[illegible] 日

肩周炎（肩凝症）特色手法治疗被卫生部列为
十年百项计划推广项目（2007 年）

（王　平　张君涛）

第二部分

综合治疗及研究现状

第一章 肩关节运动功能及生物力学解剖

肩关节是人体上肢主要的关节之一，也是全身活动范围最大、最灵活的关节，这主要是由肩关节的解剖结构所决定的。肩关节与胸锁关节、肩锁关节以及肩胛胸壁关节之间的联合活动增加了肩关节活动度。肩关节也是人体大关节中相对不够稳定的关节，其支撑稳定性和完整性的主要结构不是骨骼，而是关节周围的肌肉和韧带，其中肩袖在肩关节的活动过程中起着整体性、关键性的作用。肩关节在完成各个方向的活动时，各组肌肉之间既相互协同又相互拮抗，是一个动态平衡的过程。

一、肩关节的组成和运动方向

（一）肩关节的组成

肩关节（图 1-1）又称为肩关节复合体，肱骨在空间上的稳定性需要一系列关节链参与。广义的肩关节由 3 个解剖关节和 3 个功能性关节构成。3 个解剖关节包括盂肱关节、肩锁关节和胸锁关节。3 个功能性关节包括肩峰下关节、喙突锁骨间关节和肩胛胸壁关节。狭义的肩关节是指盂肱关节。用一个叫做“链”的概念将所有这些区域联系起来，关节的正常活动需要“链”的完整与协调。

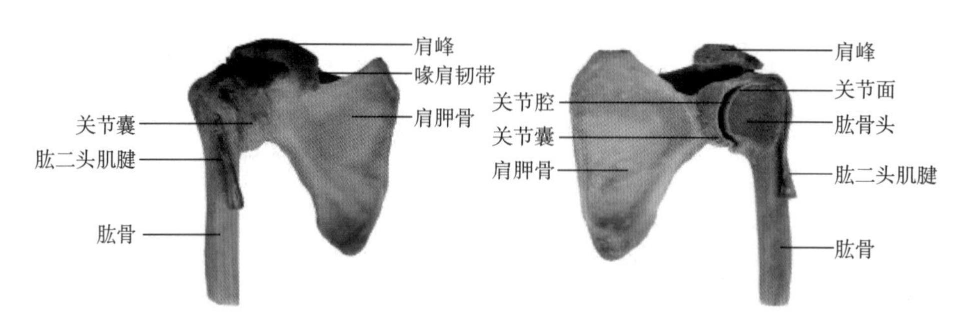

图 1-1 肩关节前面观与后面观

1．盂肱关节 盂肱关节是典型的球窝关节，是肩关节最主要的关节，在肩关节的活动中发挥着至关重要的作用[1]。矢状面上，肱骨头关节面与肱骨干成 135°，冠状面上，肱骨头关节面与肘屈曲轴线成 30° 后倾。盂窝的表面积占肱骨头表面积的 1/4 ~ 1/3，其横向直径约占肱骨头的 60%，而垂直直径约占肱骨头垂直直径的 75%（图 1-2）。

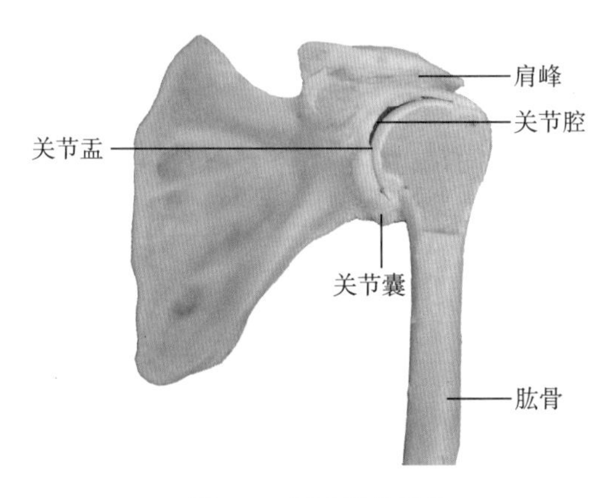

图 1-2 盂肱关节结构

（1）主要结构：肱骨头、肩胛骨的关节盂。

（2）辅助结构：滑膜囊、关节唇、喙肩韧带、盂肱韧带、喙肱韧带、喙锁韧带等。

1）滑膜囊：关节囊前部的滑膜相对比较松弛，滑膜沿着肩胛颈的前部伸延至喙突根部形成滑膜隐窝。在结节间沟内，滑膜向下延展，并沿肱二头肌腱向上反转。

2）关节唇：具有加深关节盂凹面，增加关节稳定性的作用。

3）喙肩韧带（上）：起自喙突的外侧缘，止于肩峰的内侧缘。当上臂上举时，肱骨大结节位于喙肩弓的下部，作为肱骨头外展的支撑点。

4）盂肱韧带（前）：起自肱骨解剖颈的前下部分，向上、向内止于关节盂和关节盂上结节，可分为盂肱上、中、下 3 个韧带。其主要作用是约束盂肱关节外旋。在盂肱韧带的 3 个韧带中，盂肱中韧带最为重要，能够防止因关节囊前壁薄弱而产生的关节脱位。

5）喙肱韧带（下）：起自喙突外侧缘，止于肱骨大、小结节处，是悬吊肱骨头的主要韧带。当肱骨外旋或内旋时，韧带纤维可相应地伸展或短缩，起到约束肱骨外旋及阻止肱骨头脱位的作用。

6）喙锁韧带：起自喙突，向后上伸展，止于锁骨外端下缘处，可分为锥状韧带和斜方韧带。其主要作用是稳定肩锁关节。当锁骨做旋转活动时，喙锁韧带相应地伸展以稳定肩锁关节。

（3）关节类型：球窝关节。

（4）关节特点：因肱骨头的表面积远大于关节盂的表面积，且关节韧带薄弱、关节囊松弛，因此盂肱关节是人体大关节中最灵活、运动范围最大的关节。

（5）运动方向：屈伸、收展、回旋、环转。

2．肩峰下关节　该关节是由肩袖（关节头）、喙肩弓（关节窝）、肩峰下囊（关节腔）和肱骨大结节组成的（图 1-3）。

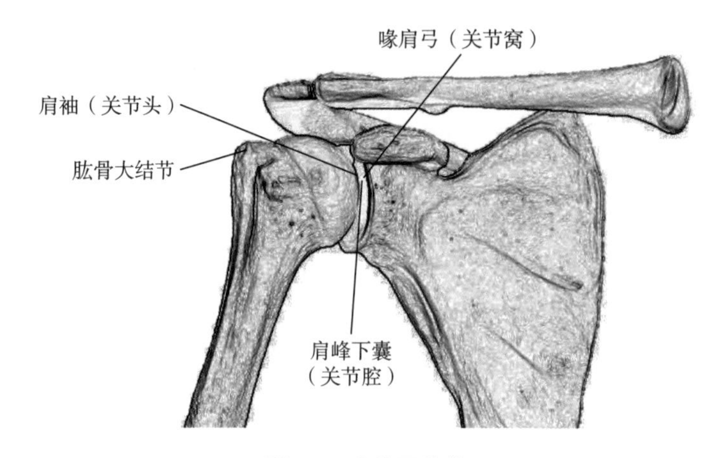

图 1-3　肩峰下关节

（1）主要结构：其上部为喙肩弓（肩峰、喙肩韧带及喙突），下部为肱骨结节及肩袖。当肩峰下关节内的结构出现异常时，会直接或间接影响肩关节的功能及活动。如喙肩弓部位增生的骨刺容易与肩袖之间发生摩擦、撞击，造成肩袖撕裂而影响肩关节的功能及活动。肩峰下囊发生炎症时，使肩部产生疼痛、活动受限等症状。

（2）主要功能：①喙肩弓具有防止肱骨头向后上方脱位的作用。②在做前屈和外展动作时，肱骨头有向后上方脱位的趋势，而肩袖（尤其是冈上肌）和肱二头肌通过肌肉收缩迫使肱骨头下降，维持肱骨头与肩峰之间的正常间距。③肩峰下囊具有润滑及减震的作用，是肩峰下关节主要的润滑和应力吸收装置，能够保证肱骨大结节在外展时顺利通过肩峰下。

3．肩锁关节　肩锁关节是由锁骨及肩峰的外侧缘向内 2 ～ 3 cm 的部分构成的平面滑动的滑膜关节。该关节锁骨面的大小及形状多变，且关节上面部分存在不完整的关节盘，肩锁关节囊与胸锁关节囊相比较为松弛，因此该关节的运动范围相对较大，会有较高的脱位发生率。肩锁关节的主要运动是锁骨围绕 3 个轴发生旋转运动：围绕纵轴的旋转、围绕垂直轴的前伸和后缩、围绕水平轴的上抬和下沉。

（1）主要结构：肩胛骨的肩峰关节面、锁骨的肩峰关节面。

（2）辅助结构：喙锁韧带（锥状韧带、斜方韧带）、肩锁韧带。

（3）关节类型：平面关节。

（4）关节特点：稳定性好，活动范围小。

（5）运动方向：上下、前后。主要是与胸锁关节一起，参与肩胛骨运动。

4．喙突锁骨间关节（图 1-4）

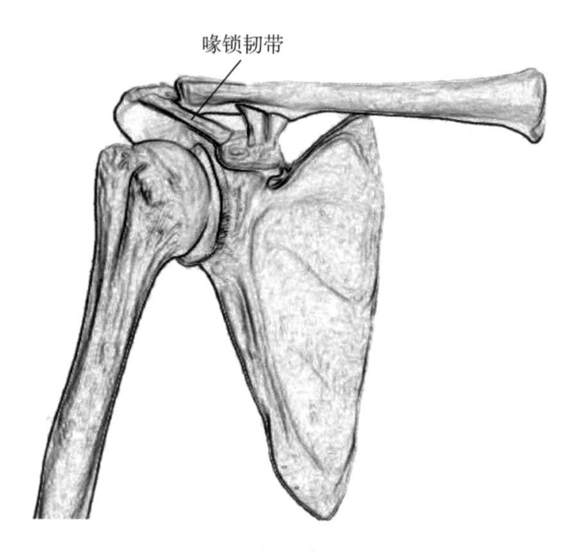

图 1-4　喙突锁骨间关节

（1）主要结构：喙锁韧带。

（2）功能：主要由喙锁韧带来维持肩锁关节，支撑肩胛骨，通过产生锁骨和肩胛骨之间的运动传导，从而保证肩锁关节在垂直方向上的稳定性。

5．肩胛胸壁关节

肩胛骨与胸壁之间并无真正的关节，但在功能上可将肩胛骨与胸廓之间的结合视为功能关节。该关节位置为胸部第 2 肋至第 7 肋，肩胛骨可借此关节沿胸壁进行活动。肩胛骨的内面呈凹状，与呈凸状的胸壁相关节。肩胛胸壁关节的运动是肩锁关节和胸锁关节之间共同运动的结果。在肩锁关节，肩胛骨相对锁骨同时发生了上旋、内旋及后倾。同时，肩胛胸壁关节出现了肩胛骨的外展、内收、上抬及下沉的“移动”（图 1-5）。

6．胸锁关节　胸锁关节是由锁骨内侧端、胸骨柄外上缘和第 1 肋软骨构成的滑膜关节，形状类似鞍形，可滑动，是体内唯一连接上肢和中轴骨的关节。关节腔由盘状软骨分隔，具有吸收从上肢传导到中轴骨的震荡的作用（图 1-6）。关节盘至锁骨节段的关节囊相对较松弛，使其较关节盘、第 1 胸锁关节和胸骨端间的关节囊具有更大的移动性。同时，胸锁关节在周围肌肉的维持下

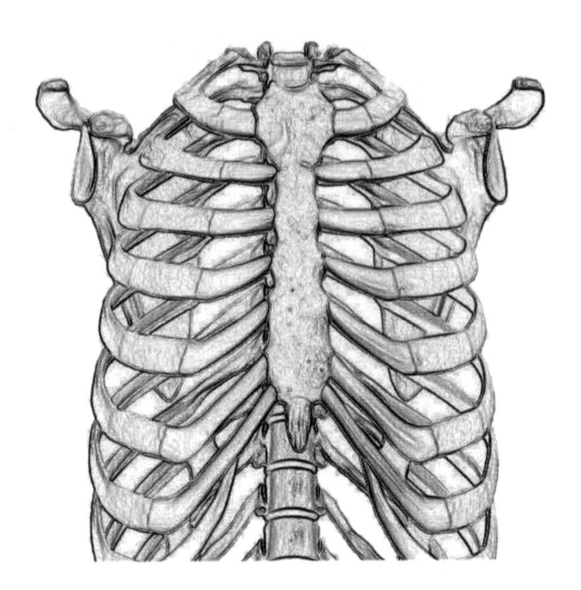

图 1-5 肩胛胸壁关节

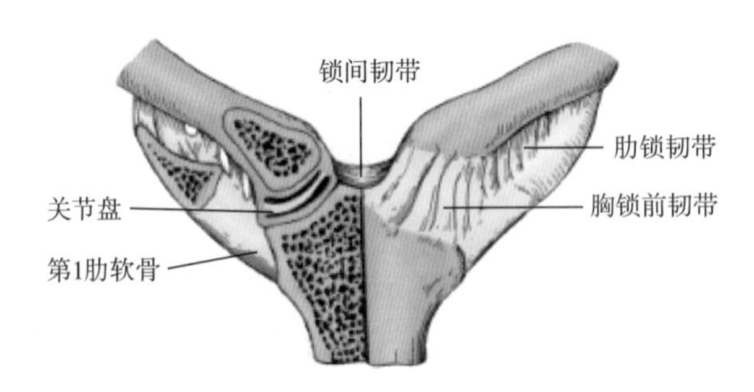

图 1-6 胸锁关节骨性结构与辅助结构

可获得更大的稳定性，尤其是胸锁乳突肌、胸骨甲状肌和胸骨舌骨肌等。

(1) 主要结构：锁骨的胸骨柄切迹、胸骨端关节面。

(2) 辅助结构：胸锁前韧带、胸锁后韧带、关节盘、肋锁韧带和锁间韧带。

(3) 关节类型：鞍状关节。

(4) 关节特点：其关节囊较为坚韧，加之周围韧带的加固，使锁骨更稳定，而不易发生脱位。

(5) 运动方向：上下、前后。主要与肩锁关节协同，共同引起肩胛骨的运动。

（二）肩关节的运动方向

肩关节的活动[2]需要所有关节之间同步运动。当肱骨上抬的时候，所有关节将发生运动。可以从3个平面来观察手臂上抬：矢状面（屈曲）、冠状面（外展）和肩胛骨平面。手臂长骨的上抬运动被称为骨运动。

1．肩胛骨的运动　肩胛骨有以下几种运动形式。

（1）上提下降：冠状面内，肩胛骨向上运动即为上提，肩胛骨向下运动则为下降，如耸肩、下放。

（2）前伸后缩：水平面内，肩胛骨向前运动即为前伸，肩胛骨向后运动则为后缩，如含胸、扩胸。

（3）上下回旋：冠状面内，肩胛骨绕矢状轴旋转，当肩胛下角朝外上方运动即为上回旋，当肩胛下角朝内下方运动则为下回旋。

2．盂肱关节的运动　盂肱关节为典型的球窝关节，主要围绕3个基本轴进行运动。①绕冠状轴可做伸展和屈曲运动；②绕矢状轴可做内收和外展运动；③绕垂直轴可做内旋和外旋运动；④此外，尚可做环转运动及水平屈伸。

关节运动学使用滚动、旋转及滑动（图1-7）描述关节面间的复杂运动[3]。

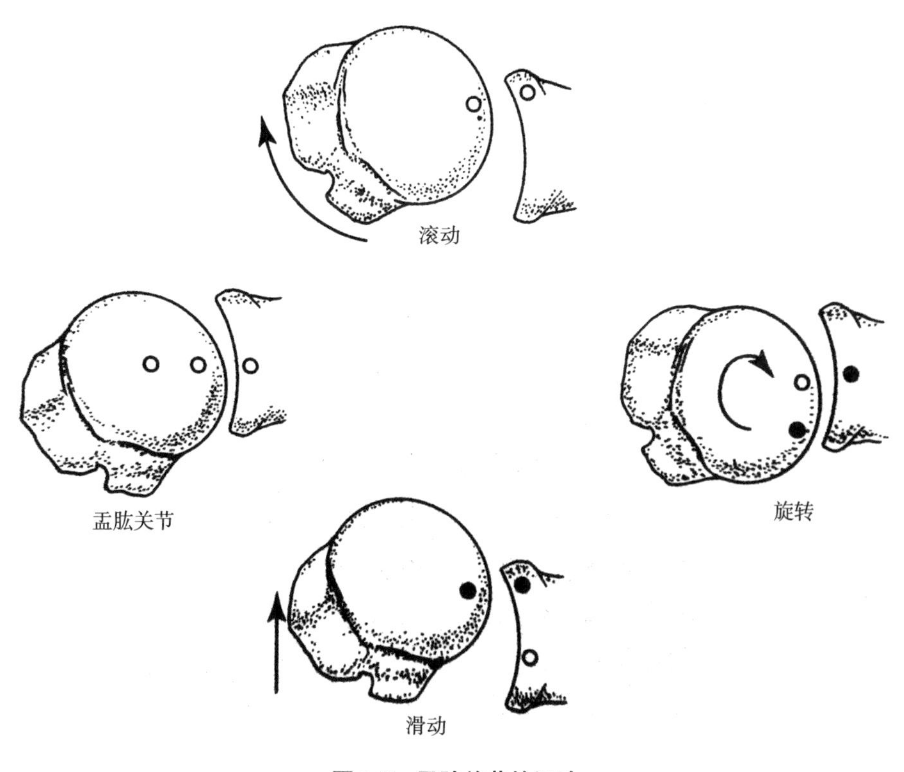

图1-7　盂肱关节的运动

①当运动表面的各点与静止表面的各点接触的时候，发生的是滚动。②当运动表面的某点与静止表面的多点接触的时候，则发生滑动。在滑动或滚动期间，彼此两个关节面间的接触面存在着显著变化。③当运动表面的一个或多个点与静止表面的一个点接触的时候，发生的是旋转。旋转运动时，两个关节面之间的位移最小。

发生在盂肱关节的运动所占比例不尽相同，三种运动形式对于大的肱骨头利用小的关节盂表面来说是必不可少的。有学者对肩胛骨平面外展时肱骨头与关节盂之间的接触面进行了研究，发现肱骨头的接触面向上、向前移动，而关节盂的接触面相对不变，表明这是旋转运动，此时对旋转中心进行测量，在30° ~ 60°，肱骨头在关节盂表面移动，说明在滚动或滑动。而大于60°时，肱骨移动微小，说明此时是旋转运动。

3．**肩关节的动力学特点**[4-6] ①盂肱关节不够稳定，因此参与关节运动的肌肉之间必须相互协调和（或）拮抗；②肩胛骨、肱骨和锁骨相互关联，若某一肌肉越过两个及以上的关节，则能引起复杂的协调动作；③肩关节活动度相对较大，某一肌肉可依骨骼所处位置的不同而有不同的功能。

（三）肩关节功能解剖学研究对徒手施术操作的意义[7-8]

1．**定位** 狭义的盂肱关节活动度检查，其前提是将肩胛骨限定在其位于胸壁的解剖位置上。徒手操作时，医师一只手固定患者肩胛骨，保持肩胛骨的相对固定，另一只手活动，来观察盂肱关节相对于肩胛骨的活动范围。

2．**末端感觉** 在中医“手摸心会”理念指导下，操作者在动作结束前的瞬间，在受试者身上的感受即为末端感觉。正常的关节末端感觉是弹性的、坚固的、柔和的，异常的关节末端感觉是硬囊性的、抗拒性的。它的价值在于徒手操作达到关节松动时被动活动范围临界时，向“亚生理区”施加矢量操作的“边界效应”。例如“闪动力”“牵旋力”等时的“手摸心会”。

关节活动度取决于骨性结构完整的囊和韧带的功能，其中拉伸与压力感受器起到重要作用。韧带是强化关节囊的结缔组织，达到运动范围末端边界效应时开始被拉伸。关节囊运动方向一旦受限，即形成受限之“靶向”，关节囊或韧带挛缩即形成受限之“靶位”，即成为治疗的目标。对盂肱关节而言，功能及活动正常时，相关关节囊与韧带处于平衡的、最小的张力状态。当关节囊与韧带出现功能性短缩时，出现不同方向主动及被动活动的受限。当操作者施加一个力进行对抗时，将产生作用于盂肱关节的矢力，与不同的施力方向合成矢量，手法干预矢量的上限，但必须以不损伤关节结构为前提。

3．**结论** 手法操作力应逆阻力方向而合成矢量，限制内收、内旋则后上关节囊紧张，限制外展、外旋则前下关节囊紧张。

相关肌群：上肢带肌包括三角肌、冈上肌、小圆肌、大圆肌、肩胛下肌。

4．三维动态牵伸回旋法　主要施术方向：外展、内收、内旋、外旋。可以分解，可以复合。

内收、内旋：大圆肌（位于小圆肌下方，起自肩胛骨下角的背面，止于肱骨小结节嵴）；肩胛下肌（起自肩胛下窝，止于肱骨小结节）；三角肌（起自锁骨的外侧段、肩峰和肩胛冈，止于三角肌粗隆）参与内旋。

外展：冈上肌（起自肩胛骨的冈上窝，止于肱骨大结节的上部）；三角肌（前部肌纤维收缩使肩关节屈和旋内，后部肌纤维收缩使肩关节伸和旋外）。

外旋：冈下肌（起自冈下窝内侧，止于肱骨大结节的中部）；小圆肌（位于冈下肌下方，起自肩胛骨外侧缘背面，止于肱骨大结节的下部）。

5．手法治疗　在压痛集中区轻柔操作是手法松动治疗的前提条件，筋柔为前提，骨正为目标，降低关节囊与韧带的张力，重建筋骨平衡。治疗时，首先松解上肢带相关肌群，即内收、内旋——大圆肌、肩胛下肌、三角肌；外展、外旋——三角肌、冈上肌、冈下肌、小圆肌。一旦紧张状态解除，盂肱关节旋转松弛度随之改善。

二、肩关节的功能解剖

（一）运动肩胛骨的主要肌群[9-12]

上提：菱形肌、斜方肌上部和肩胛提肌。

下降：前锯肌下部、斜方肌下部和胸小肌。

前伸：前锯肌和胸小肌。

后缩：斜方肌中部和菱形肌。

上回旋：前锯肌和斜方肌上部。

下回旋：胸小肌、菱形肌和肩胛提肌。

1．斜方肌　斜方肌（图 1-8）位于颈后部及背上部的浅层，是上、中背部的表层肌肉，其形态一侧呈三角形，而另外两侧呈斜方形。斜方肌起点位于枕外隆凸、项韧带、第 7 颈椎棘突及全部胸椎棘突。其肌束分可为上、中、下 3 个部分，上部纤维止于锁骨的外侧 1/3 部分；中部纤维止于锁骨的肩峰端、肩峰和肩胛冈中部；下部纤维止于肩胛冈的内侧。上束纤维收缩时能使肩胛骨上提及向上回旋；中束纤维收缩时可使肩胛骨内收；下束纤维收缩时可使肩胛骨下降。斜方肌由副神经（第Ⅺ对脑神经）支配。

2．菱形肌　菱形肌（图 1-8）位于背部中段脊柱两侧，斜方肌中下部的深面。起自第6、7颈椎和第1～4胸椎的棘突，止于肩胛骨的内侧缘。作用是使肩胛骨上提、后缩和下回旋。两侧菱形肌收缩，使脊柱胸段后伸。菱形肌由臂丛的肩胛背神经（C4～C5）支配。

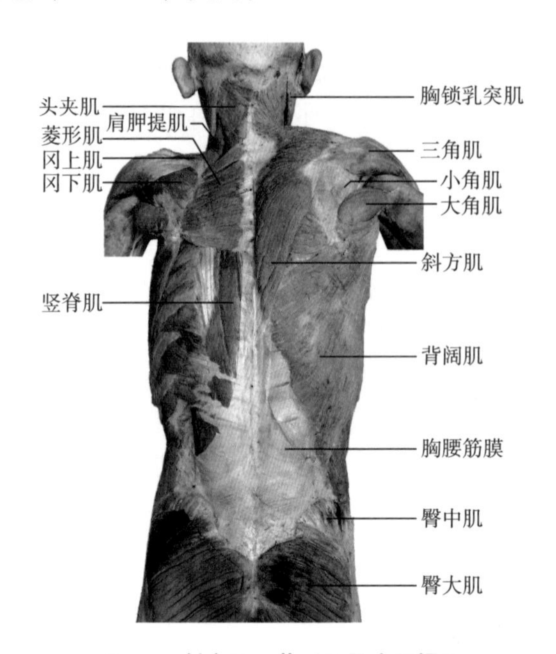

图1-8 斜方肌、菱形肌及肩胛提肌

3．**肩胛提肌** 肩胛提肌（图1-8）位于颈后部两侧，该肌肉上部位于胸锁乳突肌的深面，下部位于斜方肌的深面。起自第1～4颈椎横突，止于肩胛骨上角和肩胛骨脊柱缘的上部。作用是使肩胛骨上提和下回旋。一侧肩胛提肌收缩时，可使头向同侧屈及轻度回旋。两侧肩胛提肌收缩，可使颈后伸。肩胛提肌由肩胛背神经（C4～C5）支配。

4．**前锯肌** 前锯肌（图1-9）位于胸廓的外侧皮下，上部被胸大肌、胸小肌遮盖，是将肩胛骨内侧缘向前拉的胸部肌肉，每组两块的前锯肌从胸前部的肋骨开始，围绕体侧延伸到肩胛骨。起自第1～9肋骨的外侧面，止于肩胛骨的内侧缘和下角。前锯肌可外展、上回旋肩胛骨。

5．**胸小肌** 胸小肌（图1-10）位于胸大肌的深面，胸廓上部分的前外侧，完全被胸大肌所覆盖。起自第3～5肋骨前面，止于肩胛骨的喙突。胸小肌可下降、外展肩胛骨，由胸内侧神经（C5～T1）支配。

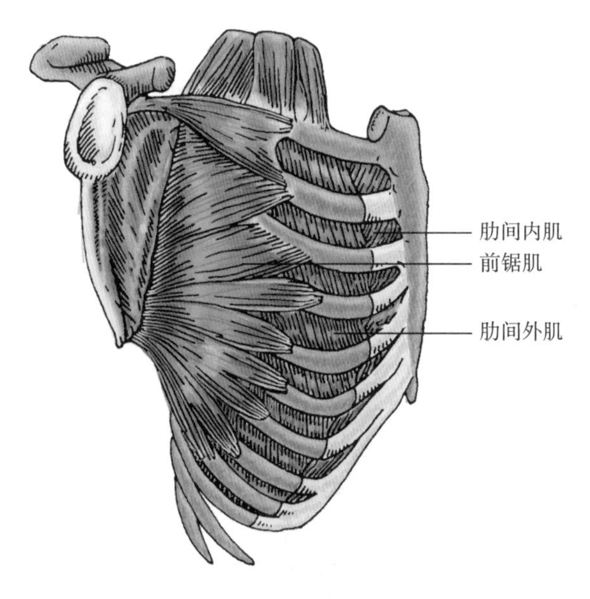

图 1-9　前锯肌

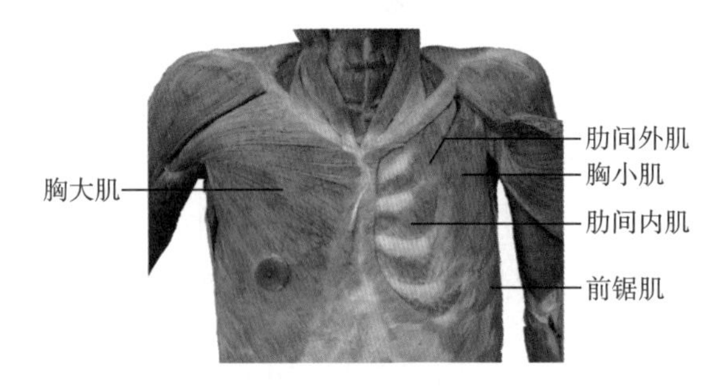

图 1-10　胸小肌

(二) 运动盂肱关节的主要肌群[13-15]

屈：三角肌前部、肱二头肌长头、喙肱肌和胸大肌锁骨部。

伸：三角肌后部、小圆肌、背阔肌、冈下肌和肱三头肌长头。

外展：三角肌中部和冈上肌。

内收：背阔肌、胸大肌、冈下肌、大圆肌、小圆肌和肩胛下肌。

旋内：三角肌前部、大圆肌、胸大肌、背阔肌和肩胛下肌。

旋外：冈下肌、三角肌后部和小圆肌。

1. **肩袖**　肩袖（图 1-11）是肱骨头周围包绕的一组肌腱复合体，又称旋转袖。肩袖包括冈上肌、冈下肌、肩胛下肌及小圆肌等腱性组织。

冈上肌起自肩胛骨的冈上窝，其肌束向外延伸，走行于肩峰及喙肩韧带的下方，腱性部分跨越肩关节上部，止于肱骨大结节的上部。功能：①固定肱骨于肩胛盂中。②配合三角肌相互协同运动，使上肢外展（冈上肌收缩时，上臂可外展，尤其是上臂由下垂位至外展 20° 以内时，冈上肌起主要作用，故该肌又被称为肩关节外展的启动肌）。冈上肌由肩胛上神经支配。

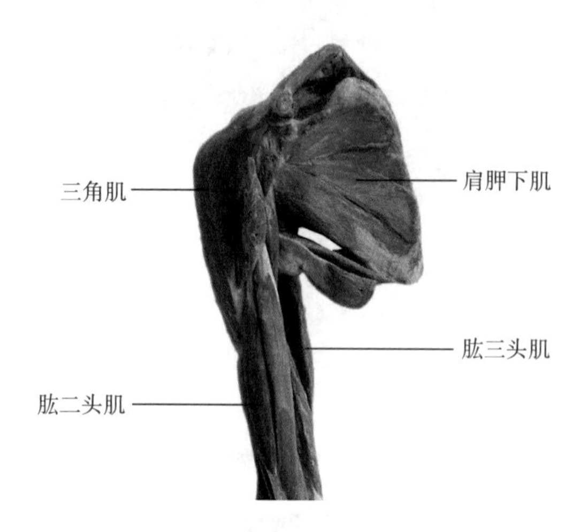

图 1-11 肩袖

冈下肌位于肩胛骨背侧的冈下窝内，三角肌和斜方肌的深面，且部分组织被遮盖。冈下肌起自肩胛骨冈下窝，肌束向外延伸，经过肩关节的后面，止于肱骨大结节的中部。功能：①固定肱骨；②使上臂旋外、内收和后伸。冈下肌由肩胛上神经支配。

小圆肌位于肩关节的后面，冈下窝内，冈下肌的下方，起自肩胛骨外侧缘（腋窝缘）上 2/3 的背面，肌束向外延伸经肩关节后部，止于肱骨大结节的下部。小圆肌可使上臂旋外、内收和后伸，由腋神经（C5、C6）支配。

大圆肌位于小圆肌的下方，其下缘被背阔肌的上缘所遮盖，起自肩胛骨下角的背面，向外延伸附着于肱骨小结节嵴（结节间沟内侧缘的下方）。大圆肌可使上臂旋内、内收、后伸，由肩胛下神经支配。

肩胛下肌位于肩胛下窝内，肩胛骨的前面，起自肩胛下窝内侧缘，止于肱骨小结节（结节间沟内侧）。肩胛下肌可使上臂旋内、内收、后伸，由肩胛下神经（C5 ～ T1）支配。

2．三角肌　三角肌（图 1-12）位于肩部外侧，大致呈三角形，由前、中、后三部分肌束构成，分别起自锁骨外侧端、肩峰及肩胛冈，向外延伸附着于肱骨干的三角肌粗隆。其前部肌纤维具有前屈并略内旋肩关节的作用；中部纤维具有外展肩关节的作用；后部肌纤维具有后伸并略外旋肩关节的作用。三角肌主要由腋神经（C5、C6）支配。当肩关节下方脱位或三角肌瘫痪萎缩时，会出现“方肩”体征。当三角肌瘫痪时，其外展功能可由冈上肌部分代偿，但仅限于肩关节外展 20° ~ 30° 的范围内。三角肌瘫痪后，肩关节不稳，常发生肩关节半脱位。

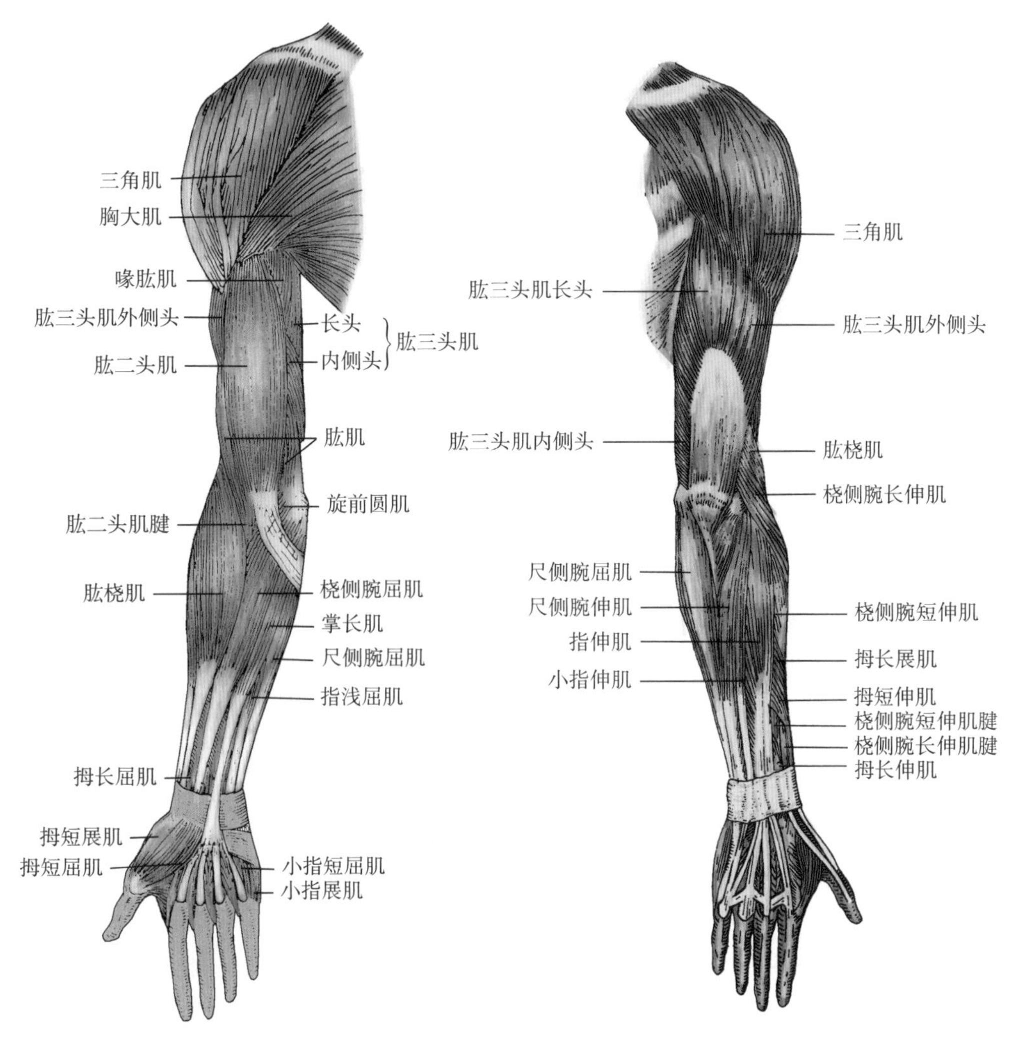

图 1-12　三角肌

3．**胸大肌**　胸大肌（图 1-10）通常称为胸肌，呈扇形，位于胸廓的前上部，起自第 1 ~ 6 肋软骨、胸骨和锁骨内侧半，肌束向外侧集中，止于肱骨大结节嵴。胸大肌可使肩关节产生内收、内旋和屈曲运动。

4．**背阔肌**　背阔肌（图 1-8）是背部的扁肌，位于胸背区下部和腰区浅层。背阔肌由胸背神经支配，胸背动脉和部分肋间后动脉和腰动脉的分支为其主要的血液供应源，其中胸背动脉分支供应肩胛线的外侧，节段性的肋间后动脉供应肩胛线的内侧。背阔肌起自胸 7 ～ 12 肋棘突、胸腰筋膜、髂嵴及下 3 ～ 4 肋骨，止于肱骨小结节嵴，可使肩关节内收、内旋和后伸。

5．肱二头肌　肱二头肌（图 1-13）位于上臂的前侧，有长、短两头。长头起自肩胛骨盂上结节，短头起自肩胛骨喙突，向下延伸止于桡骨粗隆及前臂筋腱膜。功能：①使前臂发生屈和外旋动作；②使上臂在肩关节处屈曲；③使上臂向前臂靠拢。肱二头肌由肌皮神经（C5 ～ C7）支配。当肘关节屈曲、前臂旋后时，会使腱的紧张力增加，但在结节间沟并不产生滑动。当肩关节做屈伸运动时，长腱会沿结节间沟做上下滑动。当二头肌腱鞘发炎时，会出现肩关节外展及内旋、外旋活动受限，且活动时会出现局部疼痛。

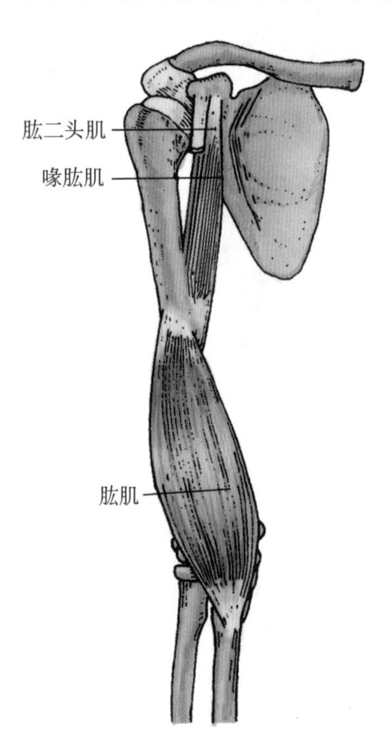

图 1-13　肱二头肌与喙肱肌

6．喙肱肌　喙肱肌（图 1-13）位于臂上 1/2 的前内侧，肱二头肌短头的深面和内侧。喙肱肌是连接到肩胛骨喙突的三个肌肉中的一个，它维护上臂、肩胛骨和胸部（胸廓）复杂的三重相互关系。三个肌肉中的另外两个肌肉是肱二头肌和胸小肌。喙肱肌位于上臂内侧、肱二头肌和肱三头肌之间。这块肌肉的长度约为手示指长度的 2 倍。喙肱肌起自肩胛骨喙突，止于肱骨中部内侧，具有屈曲和内收肩关节的作用，由 C5 ～ C7 肌皮神经支配。

7．滑膜囊　滑膜囊 [16-18] 包括肩峰下囊、肩峰上囊、喙突下滑膜囊、三角肌下囊、肩胛下肌腱下囊、前锯肌滑膜囊、胸大肌腱下滑膜囊、背阔肌腱下囊及大圆肌腱下囊等（图 1-14）。其中肩峰下囊与三角肌下囊是人体滑膜囊中最大的，其作用相当于在肩袖与其上方的肩峰和三角肌之间形成一个关节，其中滑膜囊内具有少量积液，可起润滑关节的作用，从而缓解肩袖与三角肌和肩峰之间的摩擦撞击。通常情况下，95% 的肩峰下囊和三角肌下囊是相互连通的。滑膜囊正常厚度一般小于 2 mm，囊内一般含有少量积液。以下 3 个部位是滑膜囊内积液常积聚的地方：① 冈上肌腱止点的远端，即三角肌止点水平，此处常因重力作用使积液在此积聚；②肩胛下肌腱的前方（上臂外旋时）；③肱骨结节间沟的前方。表 1-1 为肩关节常见滑膜囊及位置分布。

表1-1　肩关节滑膜囊及位置分布

肩关节滑膜囊	位置
肩峰下囊	肩峰和喙肩韧带下方
三角肌下囊	三角肌深面与肩袖之间
肩胛下肌腱下囊	肩胛下肌止点与肩关节囊之间
喙突下滑膜囊	喙突与肩胛下肌之间（可与肩峰下囊相连）
肩峰上囊	肩峰上方皮下
前锯肌内滑膜囊	前锯肌深面，肩胛下角内侧缘
前锯肌下滑膜囊	前锯肌与胸壁之间
胸大肌腱下滑膜囊	胸大肌腱与肱骨附着处之间
背阔肌腱下囊	背阔肌腱与肱骨附着处之间
大圆肌腱下囊	大圆肌腱与肱骨附着处之间
喙肱肌滑膜囊	肩胛下肌与喙肱肌之间
其他滑膜囊	不恒定地存在于肩胛骨上角及肩胛冈基底部皮下

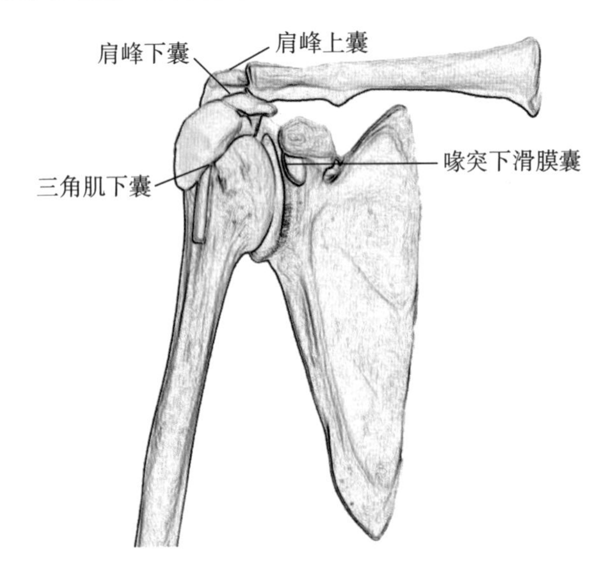

图 1-14　肩关节部分滑膜囊

由于盂肱关节囊比较松弛，其表面面积大致相当于肱骨头的两倍，因此，肩部能有很大的活动范围。①肩关节活动度与囊和韧带有关，囊内有压力和拉伸感受器。②韧带是一束坚韧的结缔组织，能加强关节囊的结构。韧带只在关节运动范围末端时才会被拉伸。因此，在运动范围的中间这些感受器不会被激活，在运动控制中似乎不扮演主要角色。③为了在运动范围边缘时使关节免受损害，必须了解关节在运动范围边缘的运动信息。关节囊也起到了稳固的作用，并于手臂保持不同的姿势时收紧。

8．**肩关节囊记忆的“表盘法”** 肩关节周围关节囊解剖上形似表盘，可用“表盘法”表达记忆（图 1-15）。

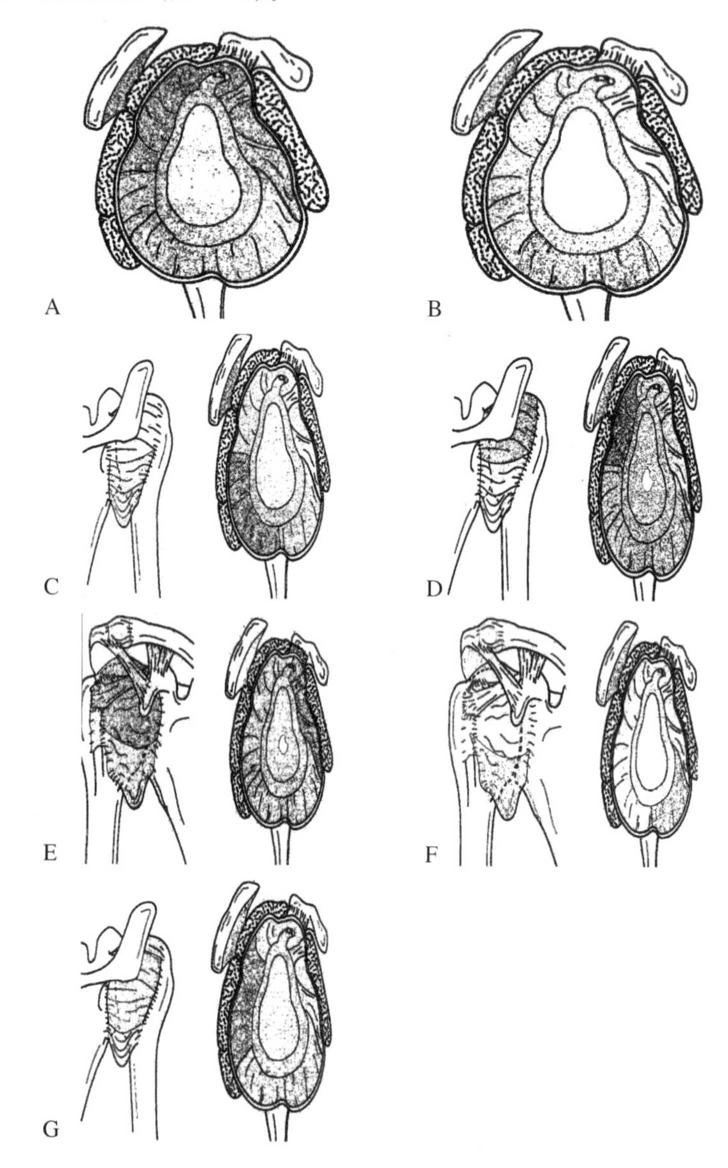

图 1-15 肩关节囊的“表盘法”

A．上方关节囊；B．下方关节囊；C．后下方关节囊；D．后上方关节囊；E．前上方关节囊；F．前下方关节囊；G．后方关节囊

三、肩关节的生物力学[19-20]

（一）肩关节生物力学特点

1．以肩胛骨、锁骨、肱骨、胸壁诸骨及关节囊、韧带构成骨性支架。

2．接受颈髓神经及胸脊髓部分神经支配，由肩周肌群构成动力系统。

3．关节囊、附近的滑液囊和腱鞘具有润滑和吸热、散热作用，滑液通过粘连及内聚力使盂肱关节进一步稳定。滑液附着于肱骨近端及关节盂的关节软骨面上，并使之能够产生滑动，提供了一种聚合力，使之不易分离。

4．因冈上肌收缩时绕过肩部 90° 折角及肱二头肌的沟管结构，使肩关节在活动中受阻，摩擦力较大。

5．肩关节后伸、前屈的肌力大致相同，内收比外展的肌力大一倍，内旋比外旋的肌力大一倍。

（二）肩关节的运动

1．肩胸关节的活动范围等于胸锁关节与肩锁关节活动范围的总和。

2．盂肱关节和肩胸关节相互协调，共同完成上臂的外展与前屈活动，其中 0° ～ 30° 外展和 0° ～ 60° 前屈由盂肱关节单独完成。

3．当肩关节外展 30° 及前屈 60° 以上，肩胸关节开始参与其中，且与盂肱关节活动度大致呈 1∶2 的比例。例如当肩关节每活动 15° 时，肩胸关节活动 5°，而盂肱关节活动 10°。

4．正常的肩关节活动度为 180°，其中盂肱关节活动度为 120°，肩胸关节活动度为 60°。所以当肩胸关节功能及活动完全丧失时，肩部至少丧失 1/3 的活动度。

5．在上臂外展 0° ～ 90° 的范围内，锁骨有 0° ～ 40° 的活动范围，例如上臂每抬高 10°，锁骨约相应抬高 4°。正常肩锁关节活动度为 0° ～ 20°，其中一部分在上臂外展的 0° ～ 30° 范围内完成，而另一部分在上臂外展超过 135° 时完成。

（三）肩关节的稳定性

肩关节的稳定性主要由两方面结构共同维持，包括静态稳定结构和动态稳定结构。

1．**静态稳定结构**　主要包括喙肩韧带、盂肱韧带、关节囊、盂唇、关节周围软组织、肩胛骨的倾斜、关节面的相互接触和关节内的压力等。

2．动态稳定结构 主要包括肱二头肌、三角肌及肩袖等。

肩关节周围的肌肉、韧带在收缩运动时能产生动态稳定效果，其主要的作用机制大致如下：

（1）肌肉本身的体积及张力。

（2）肌肉之间的收缩增加了相邻关节面之间的压力。

（3）关节的运动间接拉紧了周围的静态稳定结构。

（4）收缩的肌肉本身有屏障作用。

肩袖：主要作用是维持肱骨头及肩胛盂的稳定，因此其对肩关节的稳定性起着非常重要的作用。肩胛下肌是构成肩关节前方的屏障，冈上肌、冈下肌及小圆肌是组成肩关节后方的重要屏障。

肱二头肌：肱二头肌长头肌腱附着于盂上结节，具有悬吊及防止肱骨头向外、向上移位的作用。

三角肌：前部纤维限制肩关节旋后，构成前方的屏障；后部纤维限制肩关节旋前，构成后方的屏障；中部纤维防止肩关节上脱位，是上方的屏障。

盂肱韧带：盂肱韧带的稳定作用与体位之间关系密切。当外展0°时，保持肩关节前上方稳定的重要结构是盂肱上韧带和肩胛下肌。当外展0°～45°时，肩关节保持前方稳定的重要结构为盂肱中韧带和盂肱下韧带前束。而当外展＞45°时，保持肩关节前方稳定的重要结构为盂肱下韧带的腋袋部及前束。

（四）肩袖间隙的力学功能和解剖特点

肩袖的前上部喙突将肩胛下肌腱上缘和冈上肌腱前缘分开，两者之间形成的解剖间隙被称为肩袖间隙（rotator interval，RI）。

1．RI的位置和形态 RI是肩胛下肌腱上缘与冈上肌腱前缘在肩关节前方所构成的一个三角形间隙，其前方被喙肩韧带及喙突的钩部所覆盖。若需暴露其下方的RI结构，需将喙肩韧带和喙突的钩部切除。

2．组成RI的结构 RI由盂肱上韧带、喙肱韧带和肩前方关节囊的一部分共同构成。喙突及肱二头肌长头肌腱穿行其中。RI由于结构及组成的不同，其矢状面的厚度自上而下存在差异。最上方由肱二头肌长头肌腱的关节内部分组成；中间由关节囊、喙肱韧带和上盂肱韧带组成，厚度在RI中最大；最下方仅由关节囊构成，是RI中最薄弱的部分。

3．RI与喙突的动态关系 当肩关节由0°外展到90°的过程中，喙肱韧带由下方逐渐移动到喙突尖的后方。当肩关节在60°～90°外展活动范围时，肩关节内旋会使喙肱韧带前缘自外向内、由后向前与喙突产生撞击，撞击的程度与内旋度数呈正相关。

4. RI 的稳定机制　RI 的稳定性主要依靠盂肱韧带 / 喙肱韧带复合体维持。此复合体存在于 RI 中，具有限制肩关节外旋和肱骨头下移的作用，这种作用于肩外展位时减弱，于肩关节内收位时明显。

5. RI 的损伤　当上臂由外旋、外展体位急速转变成内收、内旋体位时，容易发生 RI 损伤，可使肌间隙疏松、结缔组织破裂，也可出现冈上肌腱和肩胛下肌腱之间的分裂。

肩关节本质上是一个运动复合体，其中各种关节面增加了运动的自由度。较浅的关节盂、柔韧的盂唇和较大的肱骨头为关节提供了活动性。这种巨大的活动性有时会以牺牲稳定性为代价。肩关节依靠关节面的形状、韧带和肌肉等各种稳定机制防止过度运动。在不同的时期，这些肌肉既是主要的动力性结构，也是稳定性结构，关节功能的正常运动需要这些肌肉的协调作用。

四、肩关节的影像学[21-24]

（一）肩关节正常结构的影像学

1. 肩关节正常 X 线图像　肩关节正位 X 线检查（图 1-16）可观察肩关节、肩锁关节诸骨及关节的病变，侧位（穿胸位）X 线检查可观察盂肱关节是否脱位及脱位的方向等（图 1-17）。

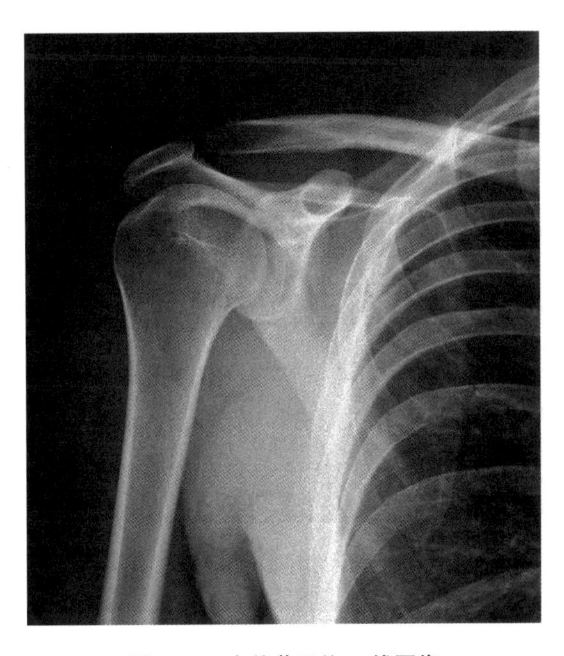

图 1-16　肩关节正位 X 线图像

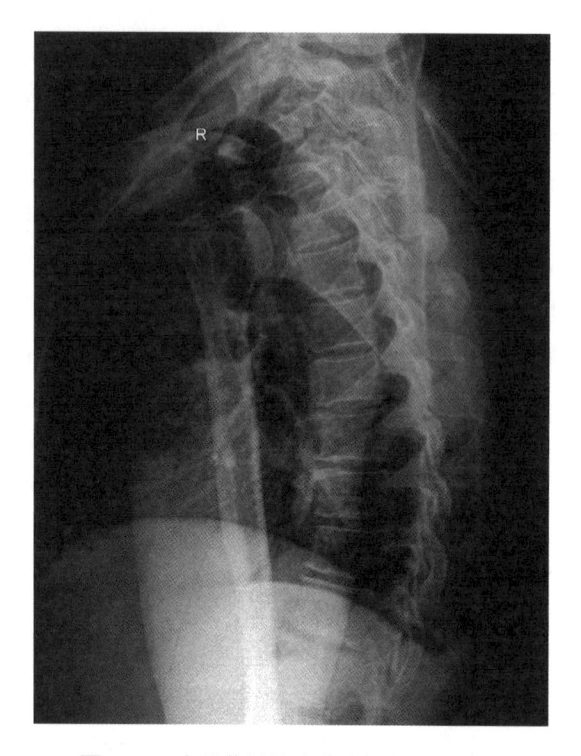

图 1-17 肩关节侧位（穿胸位）X 线图像

2．肩关节正常 MRI 图像（图 1-18 ～图 1-20）

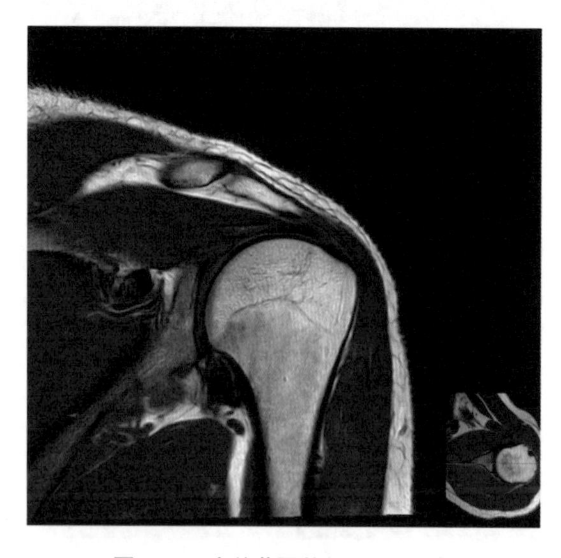

图 1-18 肩关节冠状位 MRI 图像

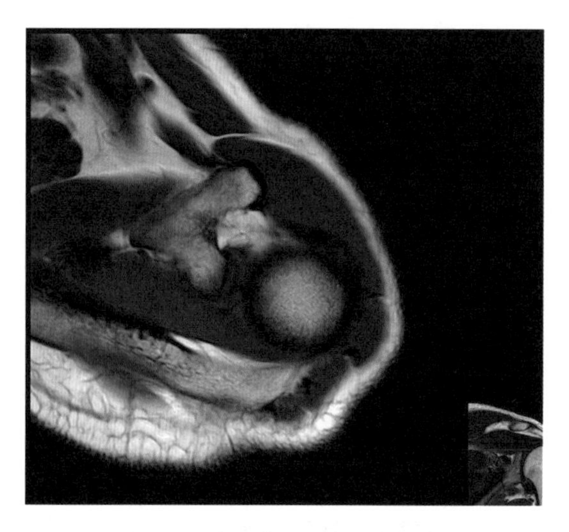

图 1-19　肩关节矢状位 MRI 图像

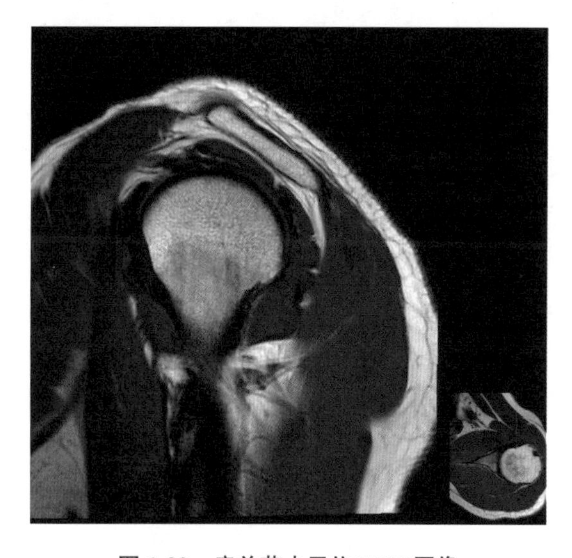

图 1-20　肩关节水平位 MRI 图像

3．肩关节动态 MRI（图 1-21、图 1-22）

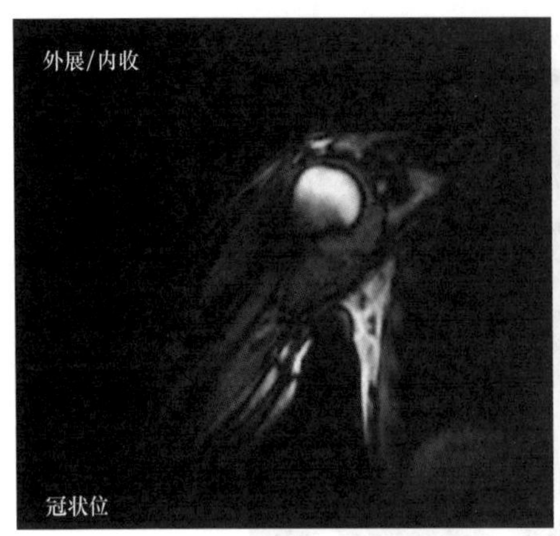

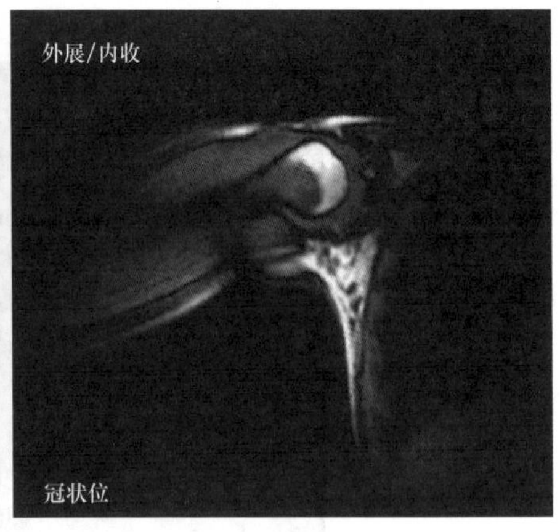

图 1-21 外展 / 内收活动状态下肩关节动态 MRI 表现

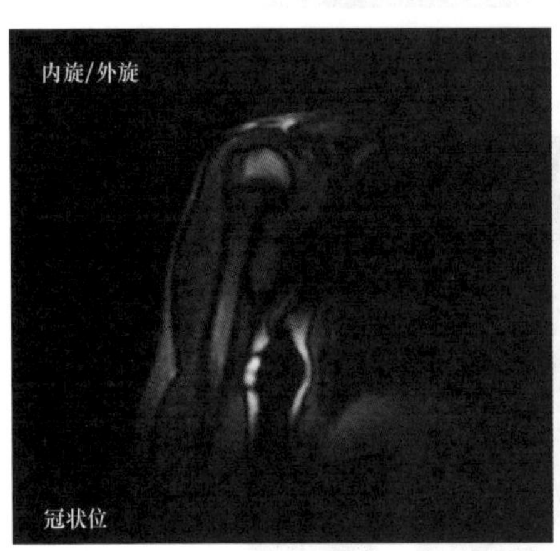

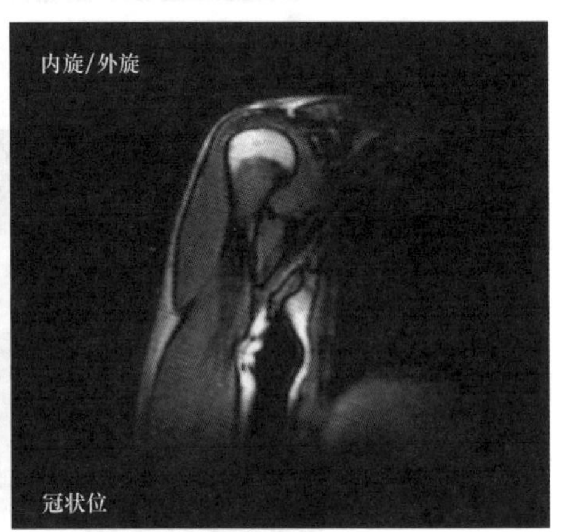

图 1-22 内旋 / 外旋活动状态下肩关节动态 MRI 表现

（二）肩关节病理 MRI 影像学

1. 肩袖损伤　肩袖损伤后，肌腱内局部信号增高，肌腱形态不规则，滑膜囊积液，肱骨大结节局部信号增高。T1 加权像（T1WI）上发现滑膜囊周围脂肪层的信号改变：冈上肌腱变细、连续性中断、消失（图 1-23）；T2 加权像（T2WI）/ 质子密度加权成像（PDWI）冈上肌腱内局部信号异常，肌腱形态异常（肌腱变薄）/ 不规则，滑膜囊积液（图 1-24）；肌腱连续性中断，肌肉萎缩，断端回缩。

肩袖病变分期：Ⅰ期，T1W1 及 PDWI 上冈上肌在其附着处出现增高的信号影。Ⅱ期：肩袖变薄或不规则，肌腱内信号强度增加。Ⅲ期：肌腱的连续性

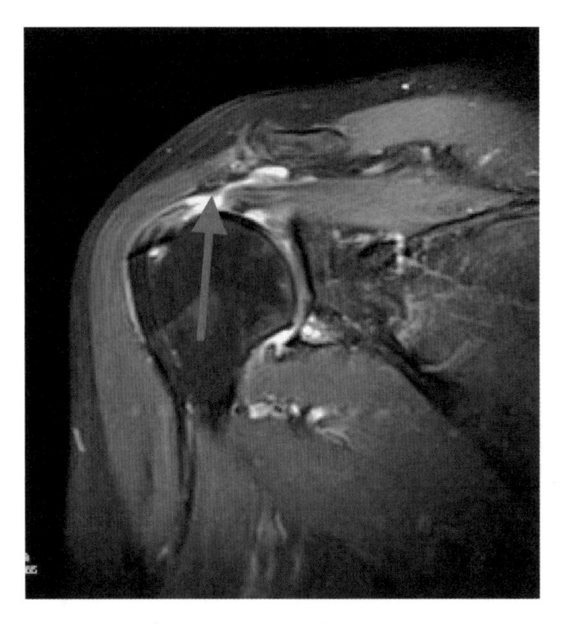

图 1-23　T1WI 冈上肌腱完全断裂、连续性中断

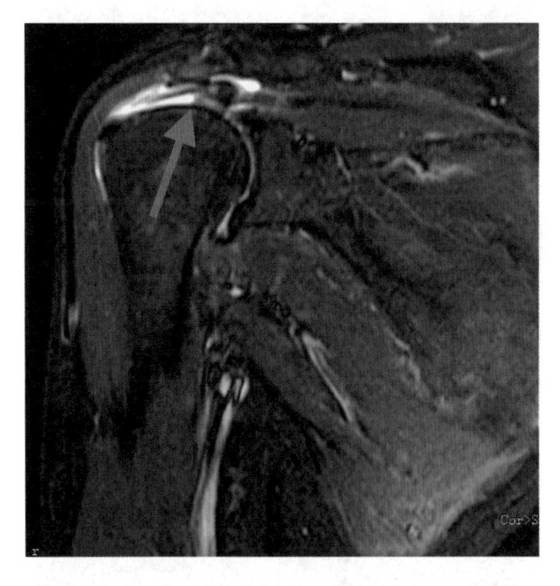

图 1-24　T2WI/PDWI 冈上肌腱变薄，部分撕裂

中断或伴有增高的信号累及关节面。

2．肩峰撞击症　肩峰下间隙内结构与喙肩弓长时间相互摩擦、撞击，常会引起冈上肌腱浅层信号增高，其内见条状更高信号影，上盂肱韧带、喙肱韧带粘连成团（图 1-25、图 1-26）。

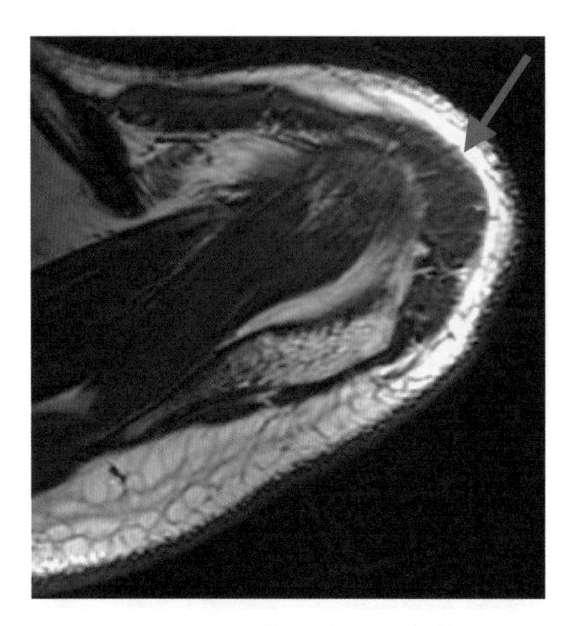

图 1-25 肩关节水平位 MRI 图像

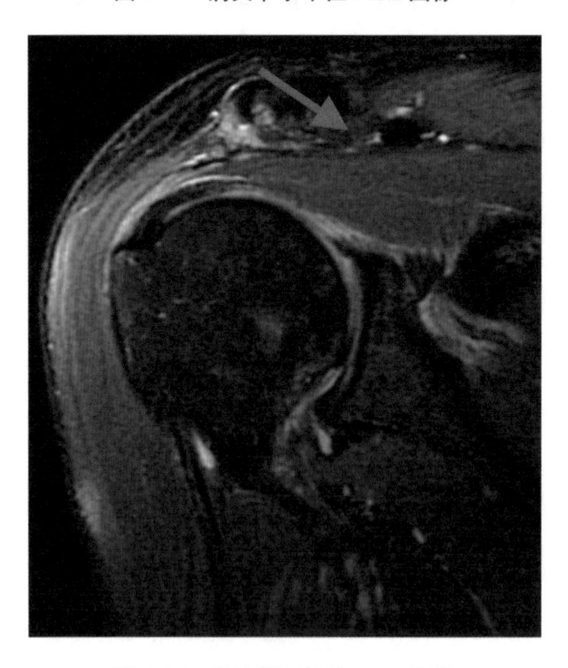

图 1-26 肩关节冠状位 MRI 图像

3. 盂唇损伤 上盂唇自前向后撕裂（SLAP 损伤）最常发生于创伤后，肱二头肌附着处盂唇撕裂。从肱二头肌附着处前方延伸到其后方的上盂唇撕裂，上盂唇内见液性信号。若盂唇损伤合并关节盂骨质损伤，称为骨性班卡特

（Bankart）损伤（图 1-27 ～图 1-29）。

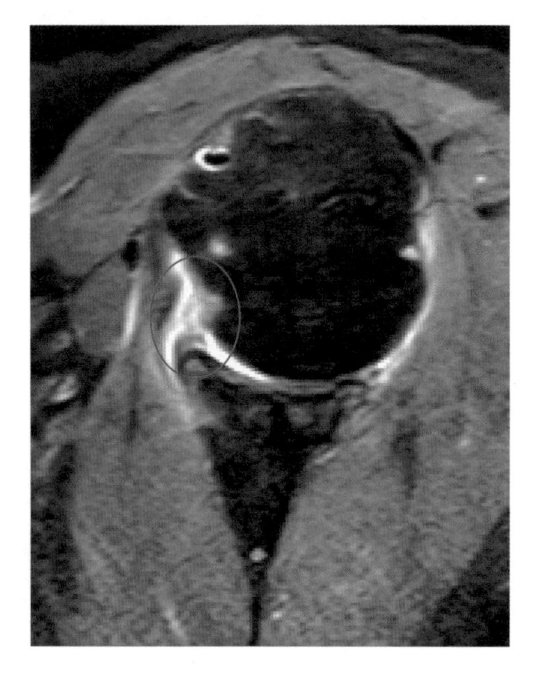

图 1-27　矢状位盂上结节撕裂

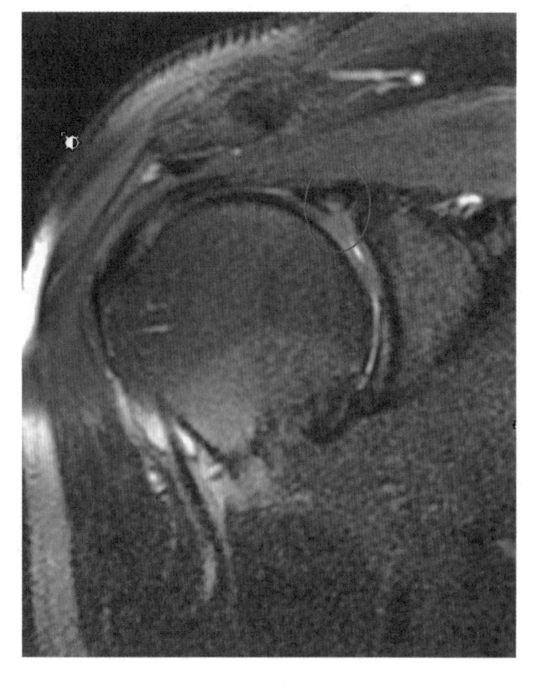

图 1-28　冠状位盂上结节撕裂

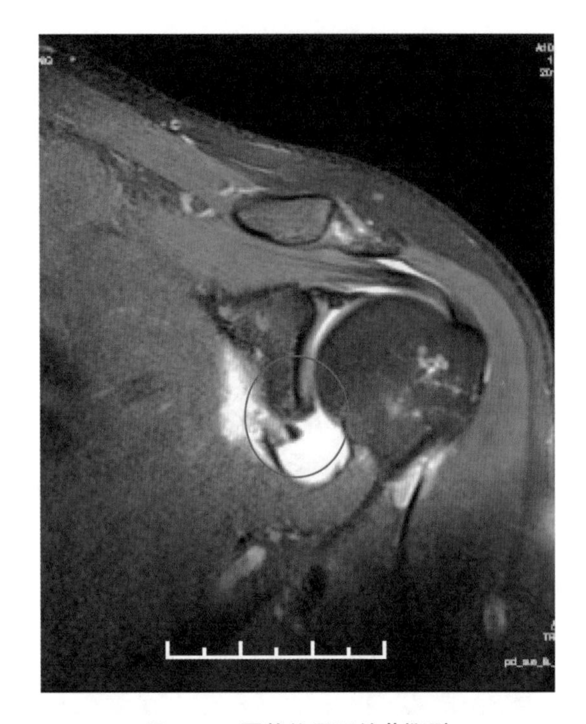

图 1-29 冠状位盂下结节撕裂

（三）肩关节常见骨折 CT 影像学图像（图 1-30 ~ 图 1-33）

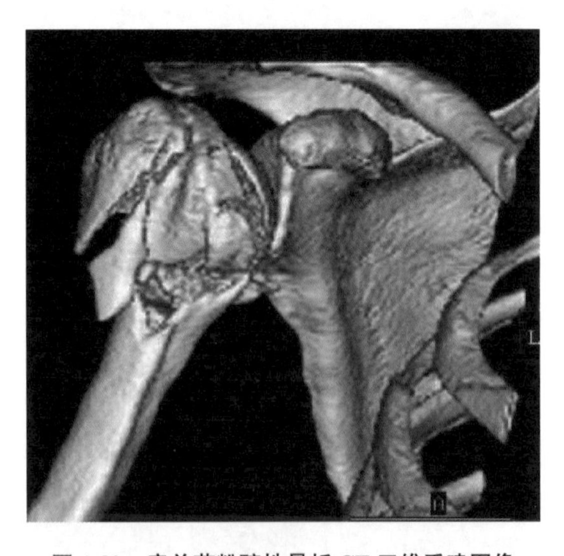

图 1-30 肩关节粉碎性骨折 CT 三维重建图像

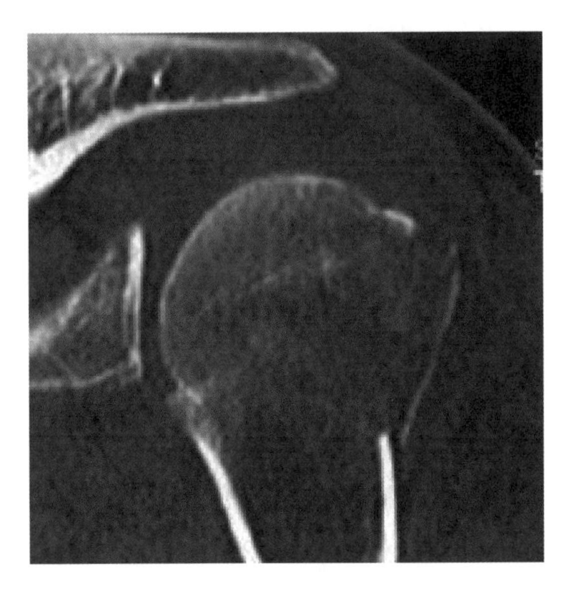

图 1-31　肱骨外科颈骨折 CT 图像

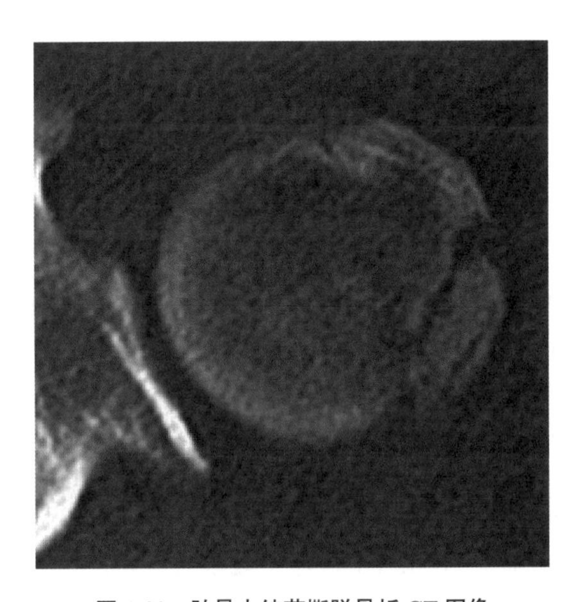

图 1-32　肱骨大结节撕脱骨折 CT 图像

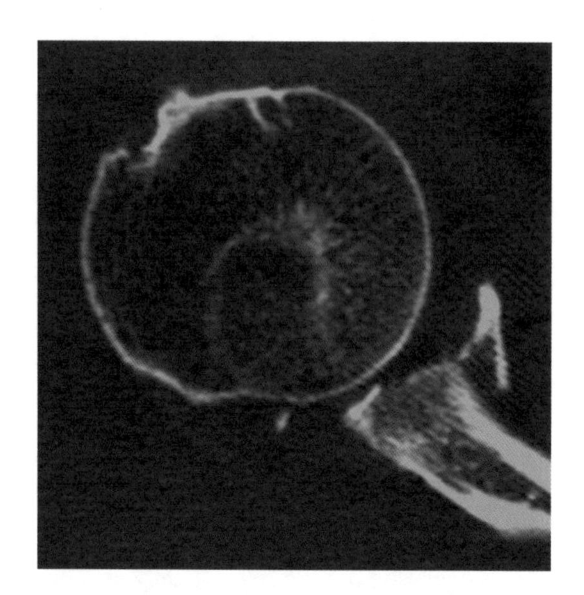

图 1-33 Bankart 骨折 CT 图像

（李远栋 苏 瑾）

参考文献

[1] 蒋雷生，戴力扬．盂肱关节的稳定机制［J］．中国矫形外科杂志，2003，11（10）：697-699.

[2] 王平，李远栋，刘爱峰，等．冻结肩的生物力学研究进展［J］．天津中医药大学学报，2011，30（1）：61-62.

[3] Michael B，Stephanie K K. Measuring dynamic in-vivo glenohumeral joint kinematics：Technique and preliminary results［J］. Journal of Biomechanics，2008，41（8）：711-714.

[4] Yang J L，Chen S Y，Chang C W，et al. Quantification of shoulder tightness and associated shoulder kinematics and functional deficits in patients with stiff shoulders［J］. Manual Therapy，2009，14（1）：81-87.

[5] Roberto L，Peter K C，Benjamin M. Shoulder biomechanics［J］. European Journal of Radiology，2008，68（7）：16-24.

[6] Lin H T，Hsu A T，An K N，et al. Reliability of stiffness measured in glenohumeral joint and its application to assess the effect of end-range mobilization in subjects with adhesive capsulitis［J］. Manual Therapy，2008，13（4）：307-316.

[7] 邝适存，郭霞．肌肉骨骼系统基础生物力学［M］．北京：人民卫生出版社，2008：11-97.

[8] 王亦聪．骨与关节损伤［M］．北京：人民卫生出版社，2009：16.

[9] Annie L，Patrice T，Jacques G，et al. The effect of axis alignment on shoulder joint kinematics analysis during arm abduction［J］. Clinical Biomechanics，2007，8（22）：758-766.

[10] 汤亭亭．骨科生物力学暨力学生物学［M］．济南：山东科学技术出版社，2009，5：53.

[11] Angela E K，Geoffrey A M，Louis M F，et al. The effect of muscle loading on the kinematics of in vitro glenohumeral abduction［J］. Journal of Biomechanics，2007，40（13）：2953-2960.

[12] Fayad F，Honneton S，Lefevre-Colau M M，et al. The trunk as a part of the kinematic chain for arm elevation in healthy subjects and in patients with frozen shoulder［J］. Brain Research，2008，12（11）：107-115.

[13] 潘昭勋，闵小军，孙超，等．喙肩弓对肩关节前上方稳定性作用的生物力学研究［J］．医用生物力学，2017，32（4）：384-387.

[14] 王娟，黄富国．喙肩韧带对肩关节前上方稳定作用的生物力学研究［J］．中国修复重建外科杂志，2009，23（1）：49-51.

[15] 朱以明，姜春岩，王满宜．肩关节相关生物力学介绍［J］．中华创伤骨科杂志，2005，7（9）：869-872.

[16] Lho Y M，Ha E，Cho C H，et al.Inflammatory cytokines are overexpressed in the subacromial bursa of frozen shoulder[J].J Shoulder Elbow Surg，2012，5(10)：11-13.

[17] Hand G C，Athanasou N A，Matthews T，et al. The pathology of frozen shoulder［J］. Br J Bone Joint Surg，2007，89（7）：928-932.

[18] 李宏云，陈世益，翟伟韬，等．冻结肩患者关节囊组织中 TGF-β 和 MMPs 表达研究［J］．上海交通大学学报（医学版），2009，5（11）：1363-1366.

[19] Spencer P L，Kristin S M，Dawn M E，et al. Tensile properties and fiber alignment of human supraspinatus tendon in the transverse direction demonstrate inhomogeneity，nonlinearity，and regional isotropy［J］. J Biomech，2010，43（4）：727-732.

[20] 丛卉，周谋望，杨延砚．不同体位肩关节旋转肌群等速肌力评定的重测信度研究［J］．中国康复医学杂志，2014，29（1）：36-41.

[21] 多纳泰利著．肩关节物理治疗［M］．张安仁，金荣疆，罗绯主译．北京：人

民军医出版社，2015：7-20.
[22] 贾科莫，古拉特，科斯坦蒂尼，等著．肩关节功能解剖图谱［M］．柴益民，顾文奇译．北京：北京大学医学出版社，2016：11-30.
[23] 阿波斯冲著．运动功能的理解性解剖［M］．凌锋，鲍遇海译．北京：北京大学医学出版社，2016：20-31.
[24] 汤普森著．奈特简明骨科学彩色图谱［M］．赵建宁，王瑞译．第2版．北京：北京大学医学出版社，2014.

第二章　肩周炎病理机制及治疗效应机制

肩周炎的发生是由肩关节复杂的解剖结构所决定的。肩关节骨性结构主要由肩胛骨的关节盂和肱骨头组成，是一个典型的球窝关节，也是人体活动度最大、最灵活的关节。广义的肩关节包括盂肱关节、肩锁关节、胸锁关节及肩胛胸壁关节，具有极其复杂的结构。肩关节周围的韧带主要由肩袖、肱二头肌长头肌腱、喙肱韧带、盂肱韧带和肱骨横韧带组成。肩袖在肩周炎的发生中尤其重要，由起自肩胛骨止于肱骨上端的冈上肌、冈下肌、小圆肌和肩胛下肌的肌腱构成。

肩周炎广义的概念包括肩袖损伤、肱二头肌长头肌腱炎、盂肱关节炎、肩峰下滑囊炎、冈上（下）肌腱炎及其腱鞘炎、喙肱韧带炎、肩锁关节炎等多种疾患。肩周炎狭义的概念仅仅指“五十肩”“冻结肩”。因肩周炎的病变部位较广泛，涉及的结构复杂，几乎涵盖广义肩关节的各个部分，加之肩关节韧带丰富、神经及血管错综复杂，对其发病机制的有关研究仍处于探索阶段，至今尚无定论。

一、劳损与退变

肩周炎起病缓慢，病程较长，常发生于50岁左右的中老年人，故目前多数学者认为，劳损与退变是肩周炎的常见发病原因。患者肩部常年劳损，随着年龄增长，肩部逐渐发生退行性改变，肩部活动范围逐渐减小，引发肩周炎。

因肩关节活动度较大，盂肱关节是其主要的关节，关节支点小，关节囊松弛，关节弹性较大，肱骨头活动范围大，是人体关节中最不稳定的关节之一，故极易受损伤，出现周围组织的劳损性病变。当肩关节处于负重外展外旋位时，肩袖与关节盂的距离显著减小，为了维持肩关节的稳定性，肩袖此时处于牵拉紧张状态，随着长时间反复牵拉损伤，极易出现肩袖损伤，大量临床研究也证实了肩袖损伤在肩周炎发病中的重要性。肩关节囊及其周围肌肉和韧带软组织发生慢性损伤后，早期出现关节囊收缩、痉挛变小，晚期逐渐涉及其他广泛的软组织，呈现普遍的关节周围软组织的肿胀、粘连，进而关节滑膜充血、肥厚，发展成为组织挛缩、硬化，最终导致肩关节功能障碍，出现严重疼痛等临床症状。随着年龄增长，劳损逐渐加重，关节囊和肌腱等血液供应变差，呈退行性改变，从病理组织染色中可见显著的水肿、充血、组织变性（图 2-1、图 2-2），证实了肩关节周围滑囊炎、肩袖韧带炎、肩胛下肌腱炎及肱二头肌腱炎是肩周炎的主要病理学变化，这些均与劳损及退变密切相关。

另外，随着人们工作、学习等生活方式的改变，不良的姿势、长期伏案工作、使用电脑操作及电子产品等，许多体位均需要保持肩关节的长期外展外旋位，肩袖及肩关节周围的韧带、肌肉长期处于紧张的拉伸状态，易发生劳损、退变，这可能是年轻人肩周炎发病的重要原因之一。

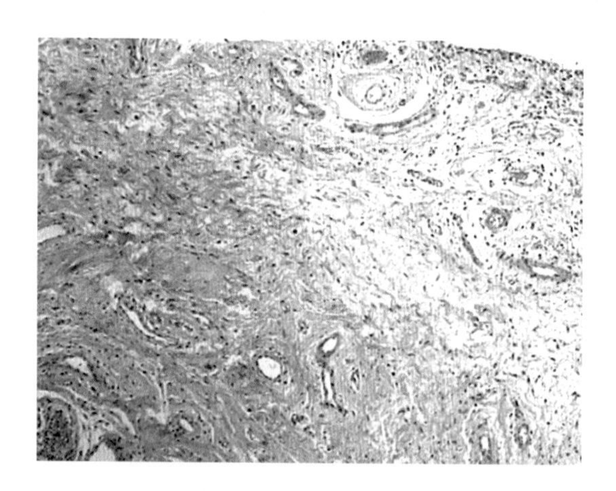

图 2-1 镜下可见关节周围组织水肿、变性

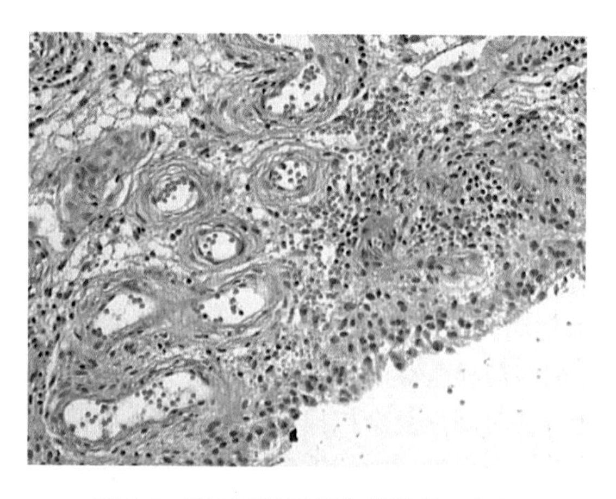

图 2-2 镜下可见毛细血管扩张、充血

二、慢性炎症

众多的实验证明，肩周炎是一种慢性的无菌性炎症。任何有关肩关节周围软组织结构的炎性改变，如肩峰下滑囊炎、冈上（下）肌腱炎、肱二头肌长头肌腱炎的病理变化，均可成为肩周炎的诱发因素，而肱二头肌长头肌腱炎为本病的主要原因。炎性因子在肩周炎的发病机制中起重要作用，炎性因子及神经递质可显著调节结缔组织成纤维细胞生长，从多条途径影响其功能，也能调控成纤维细胞合成胶原蛋白。病理组织学发现[1]，肩周炎患者肩关节周围大量成纤维细胞及成纤维细胞产生的Ⅰ型、Ⅲ型胶原蛋白，这可能与受到异常表达的炎性细胞因子调节有关。

一般情况下，机体受到损伤后会大量渗出炎性细胞因子，发生炎症，渗出液会处理坏死的细胞及组织碎片，最后由机体局部周围的健康细胞分裂增生来完成自我修复。然而肩周炎患者的这种自我修复循环会被打破。有学者[2]观察肩周炎患者的肩周组织，发现有大量的炎性细胞因子存在，局部毛细血管扩张、充血，通透性增加，炎性渗出液引起局部组织水肿、坏死，从而引发纤维组织增生和粘连。另外，局部组织代谢异常，导致产生大量致痛物质堆积，最终造成肩部疼痛。肩关节囊、滑膜及肩峰下囊组织中血管内皮生长因子、白介素 -1（IL-1）、白介素 -6（IL-6）、肿瘤坏死因子 -α（TNF-α）及环氧化酶 -1（COX-1）和环氧化酶 -2（COX-2）等炎症介质表达显著升高，可见炎性物质阳性表达（图 2-3、图 2-4）。通过免疫组化研究发现[3]，肩关节囊纤维层内降

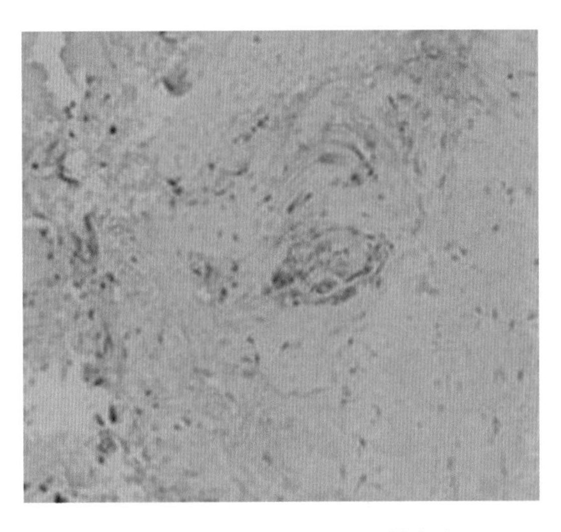

图 2-3　免疫组化见 IL-6 阳性表达

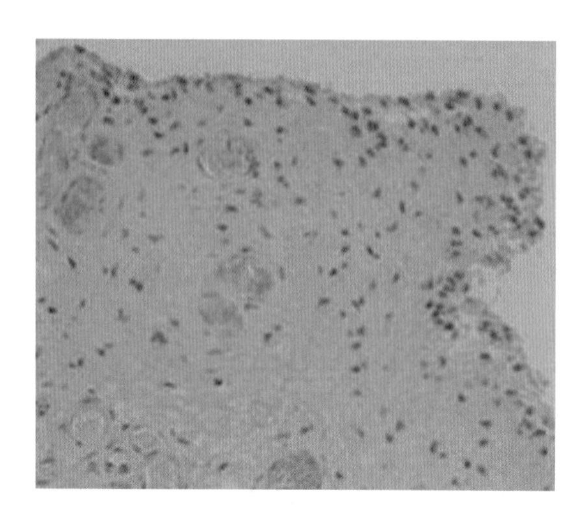

图 2-4 免疫组化见血管内皮生长因子阳性表达

钙素基因相关肽（CGRP）和 P 物质（SP）免疫反应呈现阳性，神经末梢可释放 SP 和 CGRP，通过血管收缩和其他生物功能，可影响伤害感受器周围的生化环境，促使炎症介质释放，产生炎症反应，从而产生疼痛。

三、肩周软组织挛缩

大部分肩周炎患者后期出现关节粘连、冻结，甚至周围软组织挛缩。实验已证明[4]，当成纤维细胞、Ⅰ型及Ⅲ型胶原细胞在关节囊中大量异常增生及致密排列，导致关节囊挛缩，进而形成粘连、冻结。肩关节囊挛缩主要表现为旋转间隙减小及肩关节囊的挛缩[5,6]，病理表现与掌腱膜挛缩症相类似。实验研究表明，β- 连环蛋白反式激活基因阳性表达，与胰岛素样生长因子 2（IGF2）mRNA 阳性表达均在掌腱膜挛缩症中出现，也同样出现于肩周炎患者中。

冈下肌肌束痉挛是肩周炎发生的另外一个重要因素。痉挛处可产生明显的酸痛感，并可触及较硬的肌束。有学者通过研究发现，从少年时开始，冈下肌群就开始发生痉挛样的病变，但还未引起肩关节的疼痛。随着年龄增长及劳损的刺激，到一定年限时，其病变达到一定程度，冈下肌群痉挛严重，就会引起疼痛。这取决于不同个体的体质因素、劳损程度及外伤等原因，发病时间的早晚不同，肩部肌肉的发达程度以及肩关节的活动情况。通过对冈下肌群痉挛肌束局部进行封闭注射治疗，或采用小针刀对痉挛肌束进行疏通、松解、剥离，或手法按摩、松解痉挛肌可显著缓解肩周炎的临床症状。

四、喙肱韧带病理改变

肩周炎的功能障碍主要是肩关节的外展及外旋活动受限，而喙肱韧带是肩外旋功能的主要韧带。通过肩关节磁共振成像证实，在肩周炎病例中，喙肱韧带和肩袖间隙处的关节囊呈现明显增厚影像，可表现出纤维化和粘连征象。病理学显示，滑膜出现不同程度的纤维化及玻璃样变性，喙肱韧带纤维显著增生（图 2-5），并伴有广泛的玻璃样变性。当切除喙突尖外侧的 1/2 骨组织及挛缩的喙肱韧带和瘢痕化的肩袖间隙后，盂肱关节被动活动即可趋近正常[7]。基于肩关节的解剖特点，当长期处于特定的姿势，肱骨头被动地处于内旋及内收位，即可使间隙内软组织持续受压，位于肩袖间隙及喙肱韧带处的缺血坏死性病损成为肩周炎的诱发因素之一。

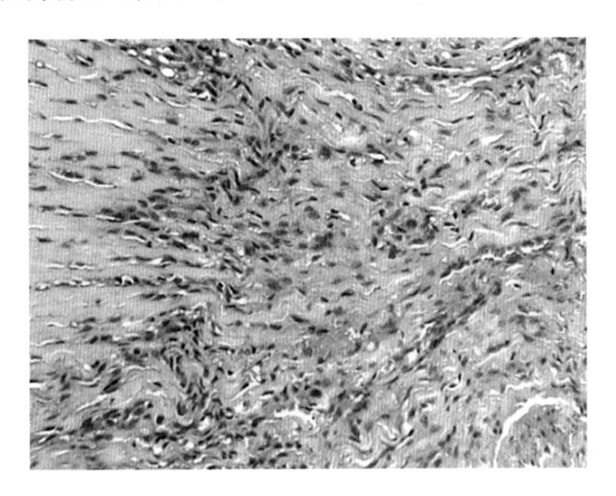

图 2-5　镜下见喙肱韧带组织纤维增生

五、与颈椎病相关因素

有研究[8]认为，肩周炎与颈椎病存在着内在的联系，患者肩部的疼痛与肌肉的痉挛可能是通过神经反射机制造成的。当发生颈椎病时，歪曲或扭转的颈椎对颈部的神经根造成卡压，导致从神经根发出的远端神经末梢（很多都分布在肩部）营养不良，不能供养它们所支配的肌肉，肩部的肌肉缺乏神经营养，故容易导致劳损和变性，从而诱发肩周炎。对肩周炎患者的颈部用普鲁卡因封闭变性的颈神经根或星状神经节，肩臂部的疼痛和肌肉痉挛迅速消除或显著减轻，肩关节活动度明显改善。颈椎病引发肩周炎时，其刺激可来自颈神经根，亦可来自窦椎神经。窦椎神经的刺激是由颈椎间盘的突出或者椎间盘的退变引起的，神经冲动通过节段反射弧从背根神经节进入脊髓，再由前角细胞和腹侧根放射至颈肩部。刺激强度越大，放射范围越广，疼痛也可放射至前臂和手部。

六、神经卡压

通过对肩胛上神经感觉支进行解剖学观察，发现肩胛上神经上、下关节支分别贴喙突根部和肩胛下横韧带，穿肩胛上、下骨纤维孔，且行径迂曲，故上述两孔处的韧带肥厚、炎症、外伤后出血和瘢痕形成等病理因素均可导致关节支的卡压，继而诱发肩周炎。另外，肱骨小结节处的微神经束卡压亦可引起肩周疼痛，采用小针刀针对此处行减压松解后，疼痛症状可显著缓解。腋神经在四边孔处受压后可引起其支配的肩臂外侧的感觉障碍和三角肌功能受限。

当肩关节周围微小神经受到卡压后，可直接损伤微神经和微血管，破坏神经轴浆运输（双向），局部可产生明显的疼痛，还会引发邻近及远处一定部位的反射性疼痛，甚至导致相应部位的肌痉挛[9]。而功能障碍为上述症状的继发改变，这是机体对微神经卡压的一种保护性反应，属于一种复杂的反射活动。受卡压的微神经虽然是深部感觉神经的微小分支，功能并不太重要，但其引起的疼痛及相应部位的肌痉挛却是肩周炎发病的一个因素[10]。

七、微循环障碍

外伤、劳损是肩周炎致病的重要因素，逐渐引起肩关节周围组织纤维断裂，毛细血管破裂，进而引起局部组织肿胀、出血，引发微循环障碍，最终导致组织变性、坏死、粘连，形成肩周炎[11]。

肩周炎多发生于中老年人，因老年人血管及血液系统的疾患引起肌腱的血液供应较差。随着年龄的增长，肩部的退行性改变导致肩周肌群血液供应更差，同时由于肩关节特殊的稳定机制，使肩部肌肉长期处于收缩状态，使得构成肩袖的肌腱和肌肉经常受到牵拉、压迫，而易出现循环障碍。有学者认为肩周炎主要是肩袖肌腹的血供较差，出现增殖和退变，在此基础上肩部感受风寒或出现轻微扭伤，进一步加重微循环障碍，使患者怕痛、畏动，继而引起更多的继发性病理改变，最终导致肩关节功能障碍。

八、纤维增生

肩周炎伴肩关节周围广泛的纤维增生[12]，可表现为关节囊挛缩变小，肩关节造影可清晰显示关节腔容积减小并量化关节腔容积，手术切开探查则可在直视下观察关节囊挛缩，其下部皱襞闭塞，肱二头肌腱周围及关节囊内、肩袖间隙有广泛的纤维样血管瘢痕形成。在病变的晚期，除关节囊的严重挛缩外，周围其他软组织也都受累，呈现广泛的胶原纤维退行增生改变。病理组织学可见普遍的毛细血管增殖，关节周围滑膜增厚，软组织失去弹性、挛缩与硬化，出现大量钙盐沉积现象（图 2-6）。通过免疫组化研究发现，肩周炎与掌腱膜挛缩（palmar fascia contracture）很相似，均有明显的成纤维细胞增生，因此有学者认为原发性肩周炎是一种“掌腱膜挛缩样疾病”。肩周炎关节囊不仅 TGF-β 表达明显升高，基质金属蛋白酶表达也显著升高，其中基质金属蛋白酶 1、3、12 升高尤为显著，这几种蛋白酶均是纤维化过程中发挥重要作用的蛋白酶。

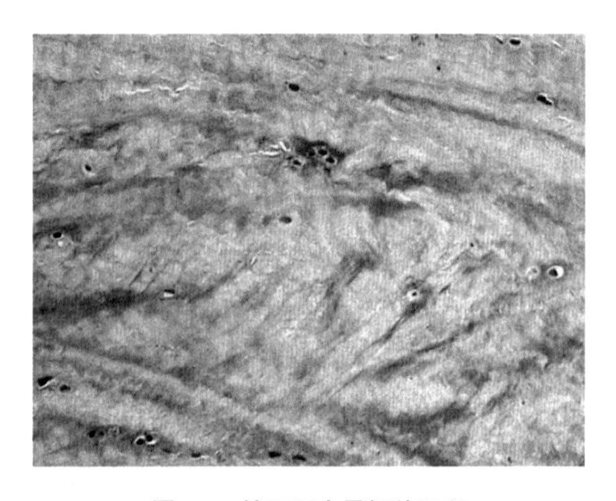

图 2-6　镜下见大量钙盐沉积

肩周炎患者肩袖间隙组织中转化生长因子 -β mRNA 表达水平明显升高，说明关节囊纤维化在肩周炎的发生和发展过程中起重要作用。转化生长因子 -β 是重要的促纤维化调控因子，在纤维化形成过程中可促进成纤维细胞合成胶原蛋白、纤维黏连蛋白及蛋白多糖等细胞外基质，同时促进细胞外基质蛋白特异性表面膜受体的表达，还可促进上皮细胞转变为成纤维细胞。另外，转化生长因子 -β 可以抑制分解细胞外基质的基质金属蛋白酶的表达。基质金属蛋白酶家族底物主要为构成基膜的纤维黏连蛋白、层黏连蛋白、胶原蛋白、糖蛋白和弹性蛋白等，在细胞外基质降解和再塑造的过程中发挥重要作用，其升高通常意味着存在明显的组织纤维化（图 2-7）。因此，可认为在肩周炎的病理变化过程中，主要以纤维化增生为主，逐步导致关节囊增厚、挛缩，最终导致关节囊容积减小。

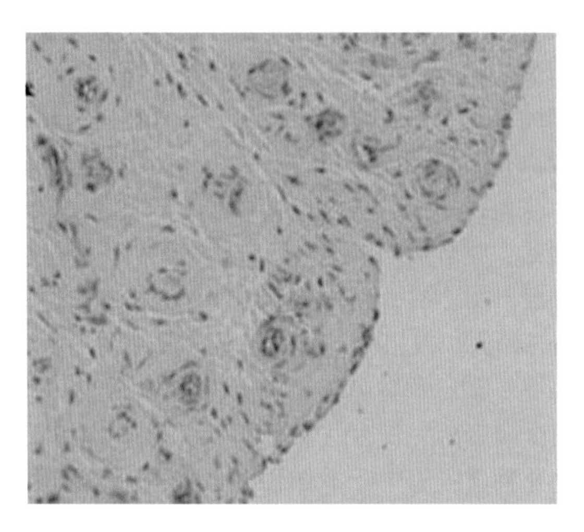

图 2-7 免疫组化见基质金属蛋白酶阳性表达

九、自由基代谢

正常人体在组织代谢过程中会不断产生大量的氧自由基，氧自由基与机体的清除系统存在动态平衡。但当氧自由基大量聚集，超过一定数量，远远超过机体清除能力时，就会损伤细胞膜，与血清抗蛋白酶发生反应，对机体造成各种各样的伤害，产生各种疾病。

氧自由基的产生与清除失衡发生在肩关节周围时，一方面，引起运动性疲劳，自由基逐渐在肩关节周围大量积累，造成慢性损伤。增多的氧自由基可以造成肩部软组织无菌性炎症，引起疼痛。另一方面，由于损伤会引起肩关节局部氧化代谢增强，活性氧自由基产生逐渐增多，机体的抗氧化酶消耗过多，从而导致过剩的活性氧自由基不能及时被清除，活性氧自由基对机体造成损伤，最终形成自由基与损伤的恶性循环。此外，由氧自由基引发的脂质过氧化反应可使组织中的胶原纤维变硬和失去弹性，使肩周组织发生变性，引发肩周炎。

十、内分泌及代谢因素

肩周炎患者常表现为夜间疼痛显著，睡眠受到严重影响，说明夜间痛是肩周炎患者面临的突出问题。有研究发现，褪黑素在肩周炎夜间痛的发生机制中有重要的调节作用。韩国的学者[13]通过肩关节镜收集了63例患者的肩峰下黏液囊和关节囊样本，并对肩关节局部组织中褪黑素受体的表达进行检测，褪黑素受体1A（MTNR1A）、褪黑素受体1B（MTNR1B）及敏感离子通道3（ASIC3）的表达明显升高，确定褪黑素及其受体作为疼痛介质，与肩周炎的病理生理过程关系密切。褪黑素又名N-乙酰-5-甲氧色胺（N-acetyl-5-methoxytrypta-mine，Mel），分子式为$C_{13}N_2H_{16}O_2$，分子量232.27，主要由机体松果体产生，是能分泌进入全身循环的一种内源性活性吲哚类激素。褪黑素的分泌除了受光照周期的调节，同时又受交感神经的影响，可参与疼痛的调节。当光感信息被视网膜光感细胞吸收后，随即转化成为化学信号，通过下丘脑视交叉上核，通过节前纤维达到双侧颈上神经节，由此发出去甲肾上腺素能节后纤维，传至松果体。在光信号增强时，交感神经节后纤维抑制去甲肾上腺素的释放，但在黑暗环境中，这种抑制就会减弱，交感神经元活性增强，去甲肾上腺素释放增多，从而作用于松果体细胞上的β-肾上腺素受体，激活腺苷酸环化酶，促使ATP转化为cAMP增加，从而激活了芳香烷基胺-N-乙酰基转移酶（arylalkylamine-N-acetyltransferase，AANAT），AANAT在Mel的合成过程中起关键性的作用。夜间褪黑素分泌增加，通过作用于褪黑素受体及敏感离子通道3（ASIC3），对肩周炎夜间疼痛产生重要作用。肩周炎患者关节囊组织中ASIC3 mRNA和蛋白表达均较正常明显增加，几乎所有的ASIC3亚基表达于中小疼痛的感觉神经元，ASIC3参与疼痛的发生过程。H^+通过门控通道直接刺激疼痛感觉神经元，而H^+刺激感觉神经元主要是H^+通过ASIC3，随后细胞膜去极化导致动作电位的发生。

另外，对肩周炎伴发的冈上肌腱炎病例研究[14]发现，内分泌代谢异常与肌腱炎的发生有着内在联系，其中雌激素和甲状腺激素的代谢异常有广泛作用。喙肱韧带和盂肱韧带存在雌激素受体，雌激素和甲状腺激素对其代谢有重要的调节作用，可能是引发肩周炎的因素之一。有研究[15]证实，细胞素可增强成纤维细胞活性，引起Ⅲ型胶原在关节囊内大量沉积，从而导致关节囊增生、粘连。生长因子增高是关节囊内纤维变性的前期征兆，生长因子抑制剂可能是治疗肩周炎的有效方法之一。

十一、中医药机制研究

中医药在肩周炎的治疗方面疗效显著，不但见效快，而且简便易行、经济实用。中医药工作者在肩周炎的发病机制方面做了大量的研究工作[16]。

（一）实验动物研究

中医药实验动物模型既要模拟中医传统病因，又要符合自然致病因素，且在实验操作中要具有科学性和可行性。《素问・痹论》曰："风寒湿三气杂至，合而为痹也。"中医认为肩周炎的病因主要是外感风、寒、湿邪以及劳损，主要临床症状是肩部疼痛、肩关节活动障碍。生物力学研究表明，实验家兔肩关节解剖结构与人类有极其相似之处，生物力学参数相仿，因此创建肩周炎动物模型并进行相关科学实验，最适合的对象是家兔。采取持续性冰敷加机械劳损造模，建立风湿型实验性家兔肩周炎模型，此家兔模型前肢呈"外翻"畸形，疼痛反应强烈，活动明显受限，符合肩周炎的典型临床表现。从微循环、病理组织学及相关生化指标测定等多方面验证了此模型的科学性和可行性。此种模型兔患肩微循环血流速度缓慢，软组织肿胀明显，肌纤维退变，结缔组织增生，滑膜粘连，肱二头肌腱中羟脯氨酸、DNA 和蛋白质明显增高，超氧化物歧化酶（SOD）下降明显，脂质过氧化物（LPO）升高显著。这些病理变化在一定程度上均与人类肩周炎的病理表现极为一致。有学者对上述造模方法进行了改进，采用水平摇床以固定速率（270 r/min）进行持续性的机械劳损，对持续冰敷进行指标客观化，使得该方法实现标准化操作。以风、寒、湿三邪作为刺激因素，刺激兔肩关节来进行造模，并观察了家兔的行为学、组织形态学的变化，可见模型符合炎症发展过程规律。这些实验动物模型包含风、寒、湿这三种主要外邪致病因素，符合中医传统病因和病机理论，又使动物肩周炎模型与临床情况相似，方法可靠，简便可行，充分证明了其科学性和可行性，为中医药研究治疗由于风、寒、湿邪及劳损造成的肩周炎提供了合适的动物模型。

（二）针灸的实验研究

针灸是中医药传统特色治疗手段，有丰富的理论体系和悠久的历史，对疼痛的缓解和功能恢复作用显著。随着实验研究的深入开展，使针灸更广泛地运用于肩周炎的临床治疗。从平衡针对肩周炎活动度的影响方面进行研究，分肩部外展、中立位外旋、手到颈、手到脊柱、手到口 5 个动作来评估活动度改善情况，通过数据说明了平衡针疗法在恢复肩部功能及活动、改善肩周炎患者生活质量指标方面具有明显的优势。观察平衡针干预对肩周炎家兔的炎性因子、致痛因子和局部病变组织的组织形态学影响。结果：平衡针可不同程度地降低模型兔肩关节周围组织白介素 -1β（IL-1β）、5- 羟色胺（5-HT）和冈上肌腱 DNA（脱氧核糖核酸）的含量，并减轻局部病变组织的机化和粘连。另外，平衡针能通过降低转化生长因子 -β_1（TGF-β_1）、前列腺素 E_2（PGE_2）及羟脯氨酸（Hyp）的含量，发挥消除水肿、镇痛、抗炎的作用。

用电针干预肩周炎家兔，分别取血清、肱二头肌、冈上肌、冈下肌，检测 5-HT 和 PGE_2。电针组中 5-HT 和 PGE_2 的含量均较模型组下降，与正常组之间无显著性差异，提示电针刺激肩髃、曲池可有效降低模型家兔 5-HT 和 PGE_2 的含量，减轻其介导的炎症反应和疼痛，发挥外周抗炎和镇痛作用。通过组织学观察发现，电针肩髃后，肩周肌纤维排列柔顺，肌间隙仅有少量炎性细胞浸润，未见红细胞漏出。而药物组滑膜细胞增生，浆细胞及淋巴细胞浸润程度均较电针肩髃组增高，以此得出结论，电针肩髃可抑制组织变性和炎症反应，促进肩周组织趋向好转。表面肌电图现已广泛应用于疼痛疗效评估、劳损后功能评价及肌肉功能障碍测定等方面。对患肩进行测试[17]，结果显示，与非疼痛侧相比，疼痛侧的竖脊肌、斜方肌上支的肌电原始信号减弱，平均振幅值降低，肌电的平均频率、斜率差异无显著性意义。选取肩前、肩髃、肩髎及臂臑进行针刺，并测试这 4 个穴位的表面肌电信号。与针刺前比较，肩髃积分肌电值（iEMG 值）有显著变化，肩前及臂臑的 iEMG 值仅部分发生变化，肩髎无显著性变化。根据结果认为，治疗肩周炎时肩髃可作为针刺的主穴，臂臑、肩前、肩髎可作为配穴随症使用。这种实验方法从客观指标上证明了肩周炎针刺治疗时特定穴位的有效性，为临床研究提供了可靠的科学依据。

笔者所在团队通过对 26 例肩周炎患者采用针刺肩髃、肩前、肩髎、臂臑进行治疗。利用肌电仪于针刺前后对患者各穴进行肌电图值采集，进行数据统计分析（表 2-1），针刺对于三角肌表面肌电值有一定影响，其中肩髃最显著，肩前、臂臑次之，肩髎无明显影响。

表2-1　26例肩周炎患者针刺前后及行针时三角肌表面肌电情况比较（$\bar{x} \pm s \cdot mV$）

次数	针刺前	肩前行针时	肩髃行针时	肩髎行针时	臂臑行针时	出针后
1	2.55 ± 0.38	3.46 ± 0.74	$2.92 \pm 0.31^*$	2.96 ± 1.73	2.39 ± 1.46	$3.17 \pm 0.48^*$
2	2.07 ± 0.32	$1.61 \pm 0.44^*$	$2.44 \pm 0.32^*$	2.36 ± 0.41	$2.97 \pm 0.69^*$	$2.93 \pm 0.46^*$
3	2.24 ± 0.56	$2.98 \pm 0.21^*$	$2.44 \pm 0.55^*$	2.37 ± 0.73	$2.78 \pm 1.94^*$	$2.73 \pm 0.56^*$
4	2.07 ± 0.32	2.55 ± 0.71	$2.62 \pm 0.60^*$	2.63 ± 0.76	2.56 ± 0.82	$2.56 \pm 0.82^*$
5	2.27 ± 0.41	$2.69 \pm 0.79^*$	$2.49 \pm 0.32^*$	2.56 ± 0.65	2.43 ± 1.06	$2.83 \pm 0.79^*$
6	3.09 ± 0.76	3.46 ± 0.49	$2.51 \pm 0.32^*$	4.06 ± 2.11	$3.51 \pm 0.76^*$	$3.51 \pm 0.75^*$

注：与针刺前比较，$^*P < 0.05$

使用眼针干预肩周炎家兔后，羟脯氨酸含量明显降低。眼针影响了胶原粘连过程中羟脯氨酸产生原胶原的过程，抑制了胶原瘢痕的形成，为眼针治疗肩周炎提供实验依据。比较热敏点灸与传统艾灸治疗前后血清 C 反应蛋白（CRP）、一氧化氮（NO）水平，热敏点灸较传统艾灸能更迅速降低肩周炎急性期 CRP、NO 水平。

（三）针刀的实验研究

针刀疗法是中医针刺法和西医手术疗法的完美结合，源于针灸和中医经筋理论。针刀可直接作用于肩周炎病变的局部病灶点，通过切割、松解粘连，缓解疼痛，恢复肩部功能。取肩周炎模型家兔血清及肱二头肌、冈上肌、冈下肌、大圆肌，发现针刀松解法对不同病理分期的模型家兔血清和局部肌肉中的丙二醛（MDA）均具有良好的调整作用，可显著降低异常 MDA 含量，对超氧化物歧化酶、总抗氧化能力（T-AOC）及 TGF-β_1 含量同样有良性调节作用。另外，组织形态学观察表明，针刀松解法能改善局部病理状态，减少滑膜增厚和肌腱纤维增生，促进组织的修复。将肩周炎模型兔分为针刀 A 组（疼痛期干预）、针刀 B 组（僵硬期干预）、针刀 C 组（疼痛期及僵硬期均干预），研究针刀疗法对血清和肌肉组织中 5-HT 和 PGE_2 含量的影响，结果针刀能降低各组 5-HT 和 PGE_2 含量，在疼痛期和僵硬期同时干预效果最佳。针刀疗法不仅可以松解组织粘连，还对外周致痛炎性物质具有良性的调节作用，能起到外周镇痛作用，为临床使用针刀早期干预肩周炎提供了实验依据。

（四）推拿手法的实验研究

在传统活血舒筋手法基础上演变的三维动态牵伸回旋法治疗肩周炎，同时采用运动捕捉系统进行运动数据采集[18]。分析数据后得出结论：外展牵伸干预下盂肱关节的最大角速度、最大角加速度、平均角速度均小于跨躯体内收外旋及外展内旋。肱骨旋转角度均未超过当限制肱骨旋转的韧带处于紧张状态时肱骨旋转可以达到的角度。手法干预前及手法干预后上臂位置变化产生的欧拉角分量变化显著（表 2-2 ～表 2-4）。在医用红外热成像技术基础上[19]，通过光学仪器等系统设备可视化、客观地表达出不可见的瞬间肩部温度，采集色码温度值，比较变化，数值客观地说明了该手法导致肩部皮肤温度升高，改善局部血流变化，最终改善肩关节周围肌群的粘连度，缓解疼痛（表 2-5，表 2-6）。无针型针灸按摩仪按摩肩髃对三角肌表面 iEMG 值有显著影响，按摩肩髎无显著影响，按摩肩前及臂臑有部分影响。可以将肩髃作为治疗肩周炎的主要穴位，同时肩髎、肩前及臂臑的配伍又可增强疏经利节的功效，这与针刺研究结果高度一致。采用颈肩部推拿配合其他疗法综合治疗颈源性肩周炎，对患者进行强度 - 时间曲线测定检查，证实强度 - 时间曲线测定用于颈源性肩周炎治疗的预后及疗效评价有一定的临床指导意义。

表2-2　三维动态牵伸回旋法患者盂肱关节角速度（°/s）、角加速度的比较（°/s²）（$\bar{x} \pm s$）

组别	记录次数	平均角速度	最大角速度	最大角加速度
外展牵伸法	20	$23.83 \pm 1.64^*$	$36.82 \pm 2.64^*$	$356.38 \pm 28.44^*$
跨躯体内收外旋法	20	33.57 ± 1.82	52.85 ± 3.23	506.68 ± 39.78
跨躯体外展内旋法	20	34.79 ± 2.51	54.73 ± 3.16	520.42 ± 31.57

注：经单因素方差分析 3 组间两两比较，$^*P < 0.05$，差异有统计学意义

表2-3　三维动态牵伸回旋法干预下患侧肱骨的旋转角度与当限制肱骨旋转的韧带处于紧张状态时肱骨旋转可以达到的角度的比较（$\bar{x} \pm s$）

组别	记录次数	肱骨旋转角度（°）	t 值	P 值
外展牵伸法	20	7.23 ± 0.55	−34.0	0.000
跨躯体内收外旋法	20	11.77 ± 0.78	2.08	0.051
跨躯体外展内旋法	20	11.04 ± 0.69	−2.32	0.031

注：经单样本 t 检验比较，$P > 0.05$，差异无统计学意义；$P < 0.05$，差异有统计学意义

表2-4　三维动态牵伸回旋法干预前后患侧上臂位置变化产生的欧拉角在各轴上分量比较（°，$\bar{x} \pm s$）

组别	冠状轴（x 轴）	垂直轴（y 轴）	矢状轴（z 轴）
外展牵伸法	$7.45 \pm 0.98^*$	9.59 ± 1.47	$16.90 \pm 1.00^*$
跨躯体内收外旋法	13.93 ± 1.43	$20.05 \pm 1.59^*$	11.66 ± 0.80
跨躯体外展内旋法	14.12 ± 1.89	10.56 ± 1.79	12.11 ± 0.91

注：经单因素方差分析 3 组间两两比较，$^*P < 0.05$，差异有统计学意义

表2-5　11例肩周炎患者治疗前患侧与健侧肩部肌群色码温度值比较（$\bar{x} \pm s$，℃）

组别	三角肌抵止点	肱二头肌长头肌腱	冈上肌	冈下肌	小圆肌
患侧	27.655 ± 1.236	28.263 ± 1.511	28.154 ± 1.912	27.846 ± 1.393	27.673 ± 1.720
健侧	27.372 ± 0.816	27.409 ± 1.672	27.309 ± 1.893	26.927 ± 1.429	26.964 ± 1.759
t 值	1.460	8.225	5.047	6.095	4.535
P 值	0.175	0.000	0.001	0.000	0.001

表2-6　11例肩周炎患者治疗前后患侧肩部肌群色码温度值比较（$\bar{x} \pm s$，℃）

检测时间点	肱二头肌长头肌腱	冈上肌	冈下肌	小圆肌
治疗前	28.263±1.511	28.154±1.912	27.846±1.393	27.673±1.720
治疗2个疗程后	29.018±1.393	29.956±1.799	28.800±1.363	28.573±1.756
t值	6.404	8.476	14.342	14.925
P值	0.000	0.000	0.000	0.000

（五）中药的实验研究

将实验性肩周炎兔随机分为肩痛散组、麝香虎骨膏组和淀粉干预组，以肩痛散通电加热外敷治疗。分别观察及对比肱二头肌肌腹中的羟脯氨酸、DNA和蛋白质的浓度含量。结果：肩痛散三种测定指标含量在治疗各时相均与健侧无显著性差异，且明显优于麝香虎骨膏组和淀粉干预组。肩痛散治疗肩周炎的机制是因为影响了胶原粘连过程中羟脯氨酸产生原胶原的过程，将参附注射液与利多卡因、曲安奈德混合液注入肩关节囊内，发现治疗后基质金属蛋白酶-9（MMP-9）显著降低。因MMP-9是金属蛋白酶之一，具有切割、降解变性胶原的能力，其含量与肩周炎呈负性相关性，并认为在一定程度上提高MMP-9含量能有利于肩周炎的康复。建立兔肩周炎动物模型后，灌服黄芪桂枝五物汤药液，取肱二头肌长头肌腱、冈上肌、冈下肌靠近关节囊的肌腱部分检测组织羟脯氨酸含量和总蛋白含量。比较结果：组间差异性显著。另外证实，黄芪桂枝五物汤能降低肩周炎模型兔肩关节周围组织中TNF-α、IL-1β、5-HT和PGE_2的含量，具有下调伤害性致痛因子，以减轻疼痛和调节炎症反应，起到抗炎、镇痛、增强免疫的作用，从而保护周围组织并减缓其退化，达到缓解临床症状的目的，多方面证实了该方药的有效性，为其在临床上治疗肩周炎提供有力的科学实验依据。

（周　鑫　黄朋涛）

参考文献

[1] Garry E，Pappas G P，Blemker S S，et al.Abduction and external rotation in shoulder impingement：An open MR study on healthy volunteers-initial experience [J]. Radiology，2007，244（3）：815-822.

[2] Opree A，Kress M. Involvement of the proinflammatory cytokines tumor necrosis

factor-α，IL-1β，and IL-6 but not IL-8 in the development of heat hyperalgesia：effects on heat-evoked calcitonin gene-related peptide release from rat skin［J］. J Neurosci，2000，20（16）：6289-6293.

[3] 王晖，何建新，刘延辉，等. 正常人肩关节囊内 CGRP 和 SP 免疫阳性神经纤维的分布［J］. 解剖学研究，2006，28（4）：299-300.

[4] Rodeo S A，Hannafin J A，Tom J，et al. Immunolocalization of cytokines and their receptors in adhesive capsulitis of the shoulder［J］. J Orthop Res，1997，15（3）：427-436.

[5] 李学君，刘宁，王广宏，等. 肩关节周围炎的病因病理和治疗［J］. 航空航天医药，1999，10（4）：209-210.

[6] Omari A，Bunker T D. Open surgical release for frozen shoulder：surgical findings and results of the release［J］. J Shoulder Elbow Surg，2001，10（4）：353-357.

[7] 陈超鹏，付红亮，容伟雄. 基于喙肱韧带病变理论应用小针刀治疗肩周炎的临床研究［J］. 中国医药导报，2013，10（3）：120-122.

[8] 李起鸿，周仲安，区伯平，等. 颈椎病与冻结肩 - 冻结肩发病机制的探讨与介绍一种新疗法［J］. 第三军医大学学报，1981，3（2）：54-58.

[9] 柏龙文，葛栓生，董建纲，等. 肩周炎的基本压痛点及病因探讨［J］. 陕西医学杂志，1994，23（4）：201-203.

[10] 王震寰，杨其云，王春，等. 肩胛上神经感觉支分布与肩痛关系的探讨［J］. 蚌埠医学院学报，1996，21（5）：297-298.

[11] 陆庄维. 肩关节周围炎发病率的调查与分析［J］. 按摩与导引，1992，8（1）：15.

[12] Connell D，Padmanabhan R，Buchbinder R. Adhesive capsulitis：role of MR imaging differential diagnosis. Eur Radiol，2002，12（8）：2100-2106.

[13] Ha E，Lho Y M，Seo H J，et al. Melatonin plays a role as a mediator of nocturnal pain in patients with shoulder disorders［J］. Am J Bone Joint Surg，2014，96（13）：108.

[14] Harvie P，Pollard T C，Carr A J. Calcific tendinitis：natural history and association with endocrine disorders. J Shoulder Elbow Surg，2007，16（2）：169-173.

[15] Mulltee H，Byrne D，Colville J，et al. Adhesive capsulitis：Human fibroblast response to shoulder joint aspirate from patients with disease.J Shoulder Elbow Surg，2007，16（2）：169-173.

[16] 周鑫，王平. 肩周炎的中医药实验研究进展［J］. 中医研究，2015，28

（11）：73-76.

[17] 张红安．针刺对肩周炎患者三角肌表面肌电信号的影响［J］．中国针灸，2014，34（2）：152-154.

[18] 王平，王晓东，李海，等．三维动态牵伸回旋法干预下冻结肩盂肱关节运动轨迹特征的研究［J］．中华中医药学刊，2013，31（9）：1914-1916.

[19] 苏瑾，王平，刘爱峰．三维动态牵伸回旋手法对冻结期冻结肩患者体表红外热成像的影响［J］．中医正骨，2015，27（7）：11-14.

第三章　国内中医伤科流派治疗肩周炎简介

肩周炎属于中医学中“漏肩风”“肩痛”范畴，《内经》称之为“痹证”“骨痹”“著痹”。肩周炎是最常见的肩关节疾病，发病率2%～5%。肩周炎患者可产生长期持续的疼痛和肩关节功能障碍，引发生理和心理双重不适，严重影响患者的正常生活和工作。

中医学认为肩周炎的发病原因既有内因也有外因[1]。内因是年老体弱、肝肾不足、气血亏虚，外因是风、寒、湿邪。本病好发于中老年人，老年人多因肝肾两虚，故出现肝血虚、肾气虚、骨惫懈惰，素体虚弱，如风、寒、湿邪乘虚而入，邪客于肩部经络，致使筋脉收引，气血阻滞而形成肩周炎。从局部关节而论，肝主筋，筋赖以肝血的滋养，肝血虚，筋失所养，故出现弛萎无力，而肩臂不能运动，或筋痉挛而致肩臂伸展不利。肾主骨，骨是赖以肾气充营的，肾气衰，精少骨髓不足，故出现骨惫懈惰，所以肢伸运动无力。也可因长期劳累，在汗出当风或睡卧时肩部裸露，风吹受凉时发生。

肩周炎的中医临床分型方法有多种，如辨经络分型、辨证分型等[2]。在辨经络分型方面，手少阳经型以肩峰后侧及三角肌后缘处疼痛为主，甚至可放射至前臂背侧之桡、尺骨之间，肩关节活动障碍，以外展、内收等障碍为主。手阳明经型以肩峰、三角肌中点及其肱骨附着点处疼痛为主，痛可引及肘外侧，甚至可放射至大拇指、示指，肩关节活动障碍以外展、外旋等为主。手太阳经型以腋窝及肩之后廉、肩胛骨处疼痛为主，少数病例可引及上臂内侧，在天宗穴附近常可触及明显的条索状阳性反应物，压痛明显，肩关节活动障碍以外展、内收、上举为主。手太阴经型以前胸壁外上方、臂内侧处疼痛为主，痛可引及肘窝、前臂屈侧之桡侧处，肩关节活动障碍以内收、后伸障碍为主。

在辨证分型方面，以风寒湿型、气血虚型、肝肾亏虚为主，尤以风寒湿型最为常见。本病以“不通则痛，不荣则痛”为基本病机，主要采取祛风、散寒、除湿、疏通经络、活血化瘀、补益正气等方法进行临床治疗。

以下就近年中医学对肩周炎治疗思路及方法做概述。

一、推拿手法

（一）叶氏九步正骨手法

天津中医药大学第一附属医院骨伤科经 50 余年对肩周炎的治疗研究，总结出已故名老中医叶希贤治疗肩周炎的叶氏九步正骨手法，取得良好效果。叶氏九步正骨手法步骤如下（以右肩关节肩周炎为例）[3]。

1．**摇臂** 患者坐位，医师站于患者右肩后方，左手扶住患者右肩，右手握住患者手腕，做旋转右肩关节动作，摇环形圈，幅度由小渐大，反复 2 ～ 3 次。

2．**叩揉** 医师站于患者右肩前外侧，约呈 45°，医师将左足蹬在患者所坐之凳外缘上，将患者右侧前臂放置在医师大腿上，然后以双手掌上、下、左、右叩揉患者上臂肌肉，自肩部叩揉至肘部，反复 2 ～ 3 次。

3．**捏拿** 患者坐姿与医师站立姿势同上。医师以双手在患者右肩部交替捏拿，顺次向下，捏拿至肘部，反复 2 ～ 3 次。然后医师改变姿势，以右腿做支架，医师站于患者右肩关节的后面，将患者右上肢放于支架腿上，以两手拇指沿着患者右肩胛骨内侧缘进行捏拿 2 ～ 3 次。之后医师右手扶患者右肩，以左手掌按揉冈下肌 2 ～ 3 次。随后医师放下右腿，用双手对患者肘部至腕部的筋脉进行分理，并顺势双手压牵患肢腕部并做反复旋转 2 ～ 3 次。

4．**大旋** 医师站立于患者右肩前外方，以右手托住患者手腕，医师在原位上右足向患侧进一步，左手握住患者拇指，双手同时用力呈垂直位将患肢上提过头顶。之后，医师将右手绕过患者前臂，握紧腕部，此时医师前臂与患者前臂对位贴紧，医师上臂外侧锁住患者肘后部，双手合力向上提拉。然后医师左足向前外侧横跨一步与患者呈 45° 斜对位，则右上肢逐渐下降，医师用右手掌之尺侧推动患者前臂向右环形转动 2 ～ 3 次，每做一环，医师以右手托住患者右前臂下 1/3 尺侧，左手放于右肩上部颤压一次。

5．**运肩** 医师站立于患者右前外侧，将患者右侧肘部放在医师左肘上，医师两手交叉扣握住右肩关节，前后旋转右肩关节数次。

6．**活肘** 医师用右手经过患者腕下部，持其同侧手腕向后抻拉，使肘部伸直。将患者腕放于医师左手，以右手虚托肘部，用左手提动患者前臂 2 ～ 3 次。

7．**舒筋**

（1）医师前进一步，立于患者右肩关节前外侧，与患者呈侧对位，左手握患者大鱼际部，使肩与肘呈 90° 前屈位，右手掌向内推患肘，左手向外推患肢之腕，外旋患者上臂 2 ～ 3 次。

(2) 医师将右足蹬于患者所坐方凳之外上缘，以膝关节顶住患侧腋窝部，两手执患者前臂用力抻拉 2 ～ 3 次。

8．双牵

(1) 医师面对患者背后，用两手分别持患者两手尺侧 3 个指，同时向上推其前臂，屈其肘部，再向下抻拉，反复 2 ～ 3 次。

(2) 医师立于患者背后，患者将两前臂交叉抱紧于胸前，医师左手持其右腕，右手持其左腕，左右牵拉 2 ～ 3 次。先是右手在上，左手在下，然后倒置再做 2 ～ 3 次。

9．和络

(1) 医师立于患者前侧，用两手持住患者两手尺侧 3 个指，牵拉两臂向外展，牵抖 2 ～ 3 次，向前牵抖 2 ～ 3 次。

(2) 医师继续向外展颤抖，然后医师向前进身，用双肘点患者肩上部并外撑上肢 2 ～ 3 次，最后颤抖两侧上肢数次，手法完成。

从叩揉、捏拿等手法看，松解了肩关节周围肌肉等软组织的紧张、拘挛，肩部肌群得以行气活血，起到缓急止痛的作用。而从摇臂、运肩、舒筋等手法看，它是逐步以手法升抬、外展患肢，由浅到深，幅度由小到大，刚柔相济，正所谓“法之所施使患者不知其苦”，起到舒筋、通经、活络的作用。捏拿手法的使用不仅起到舒筋活络及贯通气血的作用，对于肩部病变位置起到了消除痉挛、剥离粘连的作用，可进一步增加患肢活动范围。大旋、双牵等手法对剥离纤维性粘连，恢复肩关节功能起到重要作用。和络手法不仅有巩固肩关节活动功能的效用，同时因其力量直达肩部，使得经脉贯通，气血和畅。完成这个缓急止痛、行气活血、剥离粘连、开大患肢功能、舒筋和络、贯通气血的“深入浅出”的整体过程。叶氏九步正骨手法轻重相宜、深浅宜彰，手法之间步步衔接，连贯始终，简便易行，患者痛苦小而疗效好。

(二) 施氏整肩三步九法

1．**理筋** 在肩部行揉、拿、滚法，使局部肌肉松弛[4]。

揉法：以大拇指指腹在患者肩部按揉，要求着力稍重。重点按揉肩中俞、天宗、肩贞。

拿法：用拇指和其余 4 指相对用力，提捏或揉捏肌肤，重点拿肩井。

滚法：自肩峰处沿肩胛冈上缘（冈上肌、斜方肌）滚向大椎。然后，一手固定患者患侧肩部，另一手自肩中俞开始沿肩胛脊柱缘，经膏肓，至肩胛下角，往返 5 ～ 7 次，左右交替。

2．整骨

摇法：医师站于患者患侧后方，一手握患者腕，一手扶患者肩，在拔伸力下做肩部摇晃。

拔法：然后医师扶肩的手放在患者腋下，加大拔伸牵引力。

收法：在拔伸下，下垂上肢向健侧内收。

3．通络

摩法：医师站于患者后侧，以手掌贴附于患者冈上窝，做环旋运动到三角肌，不带动深层组织，操作时，医师动作宜轻柔，用力和缓，由浅入深。

抖法：医师站于患者患侧，用双手握住患者腕部，轻微用力做连续的小幅度上下快速抖动，抖动幅度要小，频率要快。

拍法：医师五指合拢并微屈曲，虚掌，用五指尖及大、小指侧部及掌根部自冈上窝开始，自上而下拍肩部前、后、侧方。拍击时要有一定的节奏，医师感到掌心有吸附感。

施氏整肩三步九法原理：理筋可以松解粘连、缓解筋脉拘急；整骨可以调筋理骨，恢复筋骨动静力平衡，并进一步松解粘连的肌肉；通络可以舒筋活络、调和血脉。配合九法：揉、拿、滚、摇、拔、收、摩、抖、拍，整体调理，根据中医“不通则痛，痛则不通”的理论，肩周炎的疼痛主要是“不通则痛”，所以通过循经按穴、疏通筋脉可以缓解肩周炎带来的疼痛。

（三）崔述生教授手法治疗

崔述生教授根据临床经验总结为：劳损是肩周炎发病根本，风、寒、湿邪侵袭或外伤是诱因，广泛的组织粘连是病理变化，造成骨关节间隙变窄[5]。

1．不动也痛，重点止痛　有这一特征的患者尚属发病的早期，病变部位炎症、水肿相对典型，用按、揉、推、搓等轻缓的手法，配合火罐或活血化瘀的中药促进炎症及水肿的吸收。

2．不动不痛，重点促动　尽管这一期患者也有疼痛，且受凉或受压后疼痛明显，但要优先解决活动度受限问题。推拿手法以拨筋、摇、拔、牵、抖手法为主，以逐渐增大活动度为根本目的，优先打开肩胛骨的活动度。

患者病程较长时往往因为疼痛而长时间制动，肩胛周围肌群的粘连更广泛，对肩胛骨的活动造成严重的限制。因此崔述生教授有针对性地重用拨筋、推挤手法，优先改善肩胛骨的活动度，从而促进肩关节活动功能的整体恢复。盂肱关节的活动受限是肩周炎患者三角肌失用性萎缩的基础，而肱骨头周围组织的张力增高则是其受限的主要因素。崔述生教授通过摇、拔、牵、抖法增强盂肱关节面的分离、挤压、滑动及旋转等附属运动，强调对束缚组织的松动，调节组织间的张力，从而达到“松解粘连、滑利关节”的效果，逐渐完成从恢复肩关节功能及活动到恢复生理活动的转换。再结合主动的关节肌力训练，促进萎缩肌群的恢复。

以改善关节活动度来缓解急性期过后的肩周炎疼痛为本病治疗的根节，并在治疗中强调“透天宗”，即重手法点、拨天宗，使得气感深透并扩散至周围肌群。不同的患者对疼痛耐受度不一，同一患者不同的心情对同一时期疼痛的耐受度也不一样。可见恐惧、抑郁、焦虑等心理和情绪的变化会加重疼痛反应，调整患者的心理和情绪会使治疗事半功倍。

（四）韦氏推拿手法

韦氏推拿手法[6]为著名骨伤科专家韦贵康教授所创，以行气活血、祛风散寒入手，采用手法推拿、按摩，以改善局部的血液循环，松解关节粘连，具有消肿止痛、活血化瘀、解痉止痛的作用，促进关节功能恢复。

1．**松筋活解**　医师一手五指分开，按拿患者头顶，转动其颈部，同时另一手捏拿、按摩患者颈肌，反复数次。

2．**解痉镇痛**　医师用指尖、指腹或手掌先沿局部肌纤维走向按压，反复数次。然后用手掌于局部按顺时针方向揉按，反复数次。

3．**拿筋松筋**　医师拇指与四指构成钳形，于局部进行提拿，形如拿物，反复操作数次。

4．**顺推理筋**　沿上肢神经走行方向，医师从近端向远端进行推按，反复操作 1 ～ 2 分钟。

5．**点按臂丛神经**　患者端坐。医师站立于患者背后，一手按患者健侧肩部，使之固定，另一手示指或中指于患侧锁骨中点上 1 cm 处揉按，以患者患肢远端出现麻木感为度，每次操作 1 ～ 2 分钟。

6．**穴位点按**　医师揉按患者肩髃、肩髎、臂臑、肩井、曲池、天宗、秉风、缺盆，然后点按缺盆、天宗，以患者手部出现麻木感为度。

7．**松筋调理**　医师用拇指或手掌小鱼际混合施用上述各法，或揉按或滚推，或捏或拉，以调理气血，舒顺肌筋。每日 1 次，10 日为 1 个疗程。

（五）林定坤教授阶梯治疗法

林定坤教授将手法治疗作为阶梯治疗中第一阶梯，体现了手法治疗在其治疗体系中的重要地位[7]。准备手法注重阴阳平衡，激活经气。阴经上的肌肉（如大圆肌、胸大肌等）会挛缩，阳经上的肌肉（如三角肌等）会乏力，导致肩关节疼痛及活动不利，在手法治疗上尤其需重视协调肩部阴阳的平衡。操作时，医师首先用拇指循患者手三阳经和手三阴经点、按、揉，放松肩部肌肉和韧带，再按、揉肩部的穴位及肌肉，如肩贞、臂臑等，点穴治疗时以患者出现较明显的酸痛感为度，点按一个呼吸时长后松开，如此重复两个循环。通过循经点穴，激发经气，使经络系统进入激活状态。然后配合一指禅、捏、揉等松解类的手法松解局部挛缩的肌腹。

治疗手法侧重疏通经络，改善功能。利用活血的油脂类（如红花油、万花油等）对肩臂部皮肤表面进行大范围的摩擦，先阳经，后阴经。沿肩部至前臂反复摩擦 20 ～ 25 次，摩擦速度适中，力度轻柔，以前臂温度升高、患者自觉温热感为度。摩擦治疗结束后，对肩部可触及的条索状结节进行重点弹拨以疏经通络，同时对胸部和背部肌群进行广泛松解，如胸大肌、肩胛提肌等。强调胸背部肌群往往是治疗中容易忽略的部分，而胸背部恰是手三阴经、手三阳经的循行部位，有利于进一步平衡手之阴阳经气，从力学角度来说也利于肩部力学平衡的恢复。然后医师一手置于患者肩部，另一手托住患者腕部并前后沿顺时针或逆时针方向摇转肩关节数次。该手法可调节及平衡手三阴经、手三阳经的经气，同时又能补阳气、祛风、散寒、除湿，共同协调肩部阴阳的平衡。拔伸不是一味依靠猛力，而是刚柔相济。首先嘱患者将患侧手臂搭于另一侧肩膀。医师位于患者身后，一手托患者肘，另一手置于患者肩部以固定，瞬时用力，向上、向内提拔，做向上牵引的动作 3 ～ 5 次。其次，嘱患者患侧手臂返后屈肘。医师一手置于患者肩部固定，另一手扶肘，瞬时用力向上、向内提拔。牵引的力度以患者能耐受为度。最后再嘱患者做被动的搭肩试验，同时用点、按、揉等弹拨法在肩峰处松解疼痛点。林定坤教授指出：拔伸牵引主要是通过力学作用和神经作用使粘连的关节囊、肌腱、韧带得以松解，以缓解疼痛、提高痛阈，防止因失用引起的关节退变，同时可以保持或增加关节周围软组织的伸展性，改善肩关节功能。

结束手法着重内外平衡，巩固疗效。结束手法是从后背至肩部到前臂施行擦法 3 ～ 5 次，此法能够达到松解肩关节周围软组织粘连、舒筋活络的效果，而且擦法能够促进局部气血健运，逐步恢复肩关节活动度，使肩部的局部肌肉得到放松，最后通过弹拨、分筋、理筋、拔伸牵引等手法，将紧张或痉挛的肌肉牵拉开，从而解除局部软组织的粘连，使气血通畅。因拔伸牵引的手法强迫肩关节做被动运动，故其能解除局部肌肉的痉挛，缓解疼痛，恢复关节活动功能。结束时利用擦法或搓法使肩部的局部温度升高，利于无菌性炎症渗出吸收及充血消散。通过以上手法，使肩关节周围的肌肉及肌腱间内部平衡，从而达到恢复肩关节的功能及活动度的目的。

二、针灸疗法

（一）急性期（冻结进行期）的针灸治疗

1．条口透承山　肩周炎急性期以疼痛为主，并伴随肩关节功能及活动受限，建议取穴条口，透刺，泻法，强刺激，配合运动针法。操作方法：患者取坐位，取穴条口，常规消毒针刺部位，选用直径 0.30 mm、长 75 mm 的毫针，针尖对准承山方向直刺入条口，深度 50 ～ 60 mm，行捻转泻法，强刺激，得气。行针的同时嘱患者配合运动，即运动针法（嘱患者先主动活动患侧肩关节 5 分钟，再在医师或家属的协助下做被动前屈、背伸、外展、上举、内旋运动 5 分钟，活动范围越大越好）。留针 20 ～ 30 分钟，每 10 分钟行针 1 次，行针时配合运动[8]。

2．局部邻近穴配合条口　肩周炎急性期以疼痛为主，并伴随肩关节功能及活动受限，建议选取远端腧穴条口针刺治疗的同时，可根据疼痛部位及压痛点所属经络分别选用相应经络局部及邻近腧穴。肩周炎疼痛以肩前内侧痛为主者为手太阴经证，以肩前痛为主者为手阳明经证，以肩外侧痛为主者为手少阳经证，以肩后痛为主者为手太阳经证。主穴选取：肩髃、肩髎、臂臑、阿是、条口。根据疼痛部位，手太阴肺经，配尺泽、孔最；手阳明大肠经，配肩井、曲池、合谷；手少阳三焦经，配清冷渊、外关；手太阳小肠经，配天宗、秉风、肩贞、支正。条口操作方法同上，余行常规操作。

3．穴位注射疗法　肩周炎急性期可采用穴位注射疗法。穴位注射疗法是选用中医或者西医药物注入相关腧穴以治疗疾病的一种方法。该疗法集合针刺与药物双重作用，临床常用于镇痛、提高机体抵抗力等。穴位注射疗法起效快，能明显缓解肩部疼痛。取穴：肩髃、肩髎、阿是。操作方法：患者取侧卧位，充分暴露施术部位。局部常规消毒后，医师将针头快速刺入皮下组织，然后将注射器做提插动作，得气后，回抽未见回血，即可缓缓注入药物，每个部位注射 0.5 ～ 1 ml，每次选取 3 ～ 5 个部位。根据部位常选用 5 ml、10 ml 注射器，5 ～ 7 号针头。

4．耳穴透刺疗法　肩周炎急性期可采用耳穴透刺疗法。耳针镇痛是耳针作用的一大特点，对疼痛性疾病治疗效果明显。现代研究显示，耳针对于急性痛的镇痛效果显著，能提高病灶局部痛阈。取穴：患侧耳穴“肩、肩关节、锁骨”，兼有肘以下症状者，配患侧耳穴“肘、腕、指”。操作方法：选用直径 0.30 mm、长 25 mm 的一次性毫针。常规皮肤消毒，医师用左手固定患者耳郭，拇指在前，示指和中指从后方将所刺穴区（以肩、肩关节、锁骨为例）的耳郭局部顶起，右手拇、示、中指持针，从耳穴肩的上端呈小于 10° 刺入，然后沿着皮下与皮下软骨之间通达到耳穴肩关节及锁骨的皮下，如果一针难以通贯全程，可采用 2 ~ 3 支毫针相接连续刺入。进针后，用小幅度的捻转手法捻 5 ~ 7 下，留针期间可行此法两三次，以加强针感，共留针 30 分钟。针毕后，即刻令患者做上肢及肩关节的抬举、旋转等动作，反复做数分钟，越是活动困难的动作，越要多做。留针期间，患者根据病情及体力，也要不断地或间歇地做患肩的活动。

(二) 慢性期（冻结期）和功能恢复期的针灸治疗

肩周炎慢性期及功能恢复期针灸治疗建议采用毫针或配合电针，以局部取穴为主，配合循经及辨证取穴。取穴肩髃、肩髎、臂臑、阿是。

1. **辨证配穴** 风寒湿型肩周炎，配大椎、阴陵泉；瘀滞型肩周炎，配间使、三阴交；气血虚型肩周炎，配足三里、合谷。

2. **根据疼痛部位配穴** 手太阴肺经，配尺泽、孔最；手阳明大肠经，配肩井、曲池、合谷；手少阳三焦经，配清冷渊、外关、中渚；手太阳小肠经，配天宗、肩贞、养老。

操作方法：患者取侧卧位，暴露患侧肩部，常规消毒针刺部位，选用直径 0.30 mm、长 40 ~ 50 mm 毫针，快速直刺进针，深度 30 ~ 40 mm，捻转得气。

三、中草药疗法

(一) 中药内服

单纯运用中药内服的方法治疗肩周炎的临床应用不多，更趋向于联合其他疗法共同治疗。中药内服的方剂多具有散寒除湿、补益肝肾、益气补血、温经散寒和活血化瘀等功效，临床常用的方剂常兼顾内外病因，又各有所长，如祛除风、寒、湿者常用蠲痹汤；活血化瘀者多用阳和汤；气血不足者多用黄芪桂枝五物汤；血虚寒凝者多用当归四逆汤；补益肝肾经常用独活寄生汤。

(二) 中药外治

中药外治的方法主要包括敷贴、涂擦、外敷、熏蒸、热敷等，其主要功效有温经散寒、活血化瘀等，而益气补血、补益肝肾的作用微小，选用的药物常与内服的中药大同小异，因此，中药内服结合外用的应用在临床上更为多见。在临床应用中，中药外治常需与多种外治法相结合。

四、针刀疗法

针刀刺激及针对性较传统毫针强，可直接作用于病变局部，松解粘连及减压，治疗肩周炎临床疗效较普通针刺更优[9]。基本治法为通经活络、舒筋止痛。其治疗机制是针刀刺入病灶处组织进行切割、剥离、松解等，加快代谢，改善微循环，使淤积的代谢产物及痛性介质被循环带走，局部缺血、缺氧状态得到改善。促进炎症吸收及消除，消除高压力，减轻疼痛，使组织快速修复，恢复病灶处肌肉的动态平衡。

针刀疗法包括纵行疏通剥离、横行剥离、切开剥离、铲磨削平、瘢痕刮除、通透剥离、切割肌纤维等，临床根据施治部位和病变性质，再结合临床医师的擅长方法灵活选用。

使用针刀治疗肩周炎操作部位的选择原则大体可以分为两大类[10]。一类为静止选点：①按“C”字形围绕肩关节寻按压痛点，选取喙突、小结节、结节间沟、大结节后下方等肩关节粘连疼痛的关键部位作为针刀操作部位。②根据慢性软组织损伤的理论，操作部位一般为常见肩关节周围肌肉（如肱二头肌长头及短头、肩胛下肌、冈上肌、冈下肌、小圆肌、三角肌）的附着点和肩关节周围明显的压痛点，即以解剖学为基础结合压痛点。③在以痛为腧的基础上提出改良针刀术式的针刀治疗点。另一类为动态选点：使肩关节被动活动至各个位置的最大限度时，行针刀松解法。以上几种选穴原则各有所长，可以结合各自的优势，以解剖学为基础，以患者具体的病情、病因及病理为依据，在患者肩关节被动活动在各位置的最大限度时，选择施术部位进行针刀治疗。

有关针刀定位的问题，目前大多数医师采用明显的压痛点为进针部位，但有些医师主张选取进针点时应结合具体的病变部位，如喙肱韧带，喙肱肌和肱二头肌短头的附着点，冈上肌、冈下肌、大圆肌和小圆肌止点，结节间沟处的肱二头肌长头肌腱腱鞘，肱二头肌长头肌腱，肩峰下滑膜囊等。

在治疗时，要求将针刀的刀口线与肌肉、韧带、神经和血管的走行方向平行刺入，将软组织的粘连和瘢痕切开。病变部位患者有酸痛、胀痛感，术者感觉刀下有阻力、滞刀感明显。找到病变部位后，纵行切开，剥离方法有纵行疏通剥离、横行疏通剥离、切开剥离。再行通透剥离法，即垂直刺入直达骨面，将肌肉、韧带从骨面上铲起，针下有松动感时出针并压迫针孔片刻。采用针刀疗法治疗，轻者一次即可，重者需数次。

目前针刀疗法主要根据《灵枢·经筋》中以痛为腧为原则，以松解粘连等为依据，缺少中医的经络辨证、脏腑辨证等相关研究[11、12]。就目前的临床研究资料而言，研究质量良莠不齐，部分研究缺乏足够的严谨性，主要表现为不能严格遵循随机、对照、双盲和重复的原则，且研究的总样本量偏低，对研究的安全性描述较少，降低了临床参考价值。在针刀治疗肩周炎的临床研究中，指标量化、操作规范化、评价客观化和推广合理化是未来的发展方向，需要进一步挖掘、改进，为肩周炎的治疗提供最合理的疗法，丰富其理论依据。

五、艾灸疗法

艾属温性，能通窜十二经脉，有行气活血、温经散寒的功效[13]。艾灸作用于腧穴，既可温通，又可温补。温通即是艾灸的温热刺激作用于人体特定部位产生人体气血运行通畅的效应和作用，而温补则是艾灸的温热刺激以产生补益人体气血和提高其功能的效应和作用，两者在作用上相互补充，使肩周炎艾灸治疗的有效率得以提高。艾灸治疗无论是接触灸或是非接触灸，通过在生物组织内的热传递，即遵循传导、对流、辐射 3 种方式发挥治疗作用。机体在艾热的刺激下吸收红外热辐射，产生红外共振效应，其物理能量比静息态腧穴能更高效地被机体吸收传递，诱导内源性调控体系，以带来更强的穿透性及生化反应，有着“小刺激，大反应”的治疗效果。温热刺激不仅涉及浅层，也涉及深层，可使局部皮肤充血，毛细血管扩张，增强局部的血液循环与淋巴循环，缓解和消除平滑肌痉挛，使局部皮肤组织代谢能力增强，促进炎症、瘢痕、水肿、粘连、渗出物、血肿等病理产物消散和吸收。

对辨证为风寒湿型及气血虚型的肩周炎患者进行艾灸治疗，温通可祛风、寒、湿，温补则可补益气血，两者亦可相互作用，更能彰显其综合效应和协同作用，取得满意效果[14]。

六、刮痧疗法

刮痧具有舒筋活络、改善微循环、促进新陈代谢等作用，可显著改善肩局部组织拘挛程度[15]。常用取穴：风池、肩井、臑俞、肩贞、肩髎、肩髃、臂臑、曲池、合谷。

操作方法：

1. **肩部刮痧** 患者取端坐位。用弧线刮法刮拭，由风池从上向下，经过肩井，刮向肩端，要求手法流畅。每侧刮 15 ~ 20 次，力量均匀、适中，在风池、肩井可行点压和按揉手法，缓解疼痛。

2. **上肢刮痧** 患者取端坐位。用直线刮法，先刮拭肩头上下：从臑俞到肩贞，从肩髎到臂臑，从肩髃到臂臑。然后沿手阳明大肠经循行线刮拭：从肩髃过曲池到合谷，一手牵拉前臂，另一手握刮痧板，由肩髃向下刮，经过曲池，直到合谷，刮 15 ～ 20 次。在肩髃、曲池处可稍加力重刮，其他部位轻手法相连，合谷处用刮板棱角点压、按揉 3 ～ 5 次。

七、火针疗法

火针有针灸的疏通经络的作用，同时又可以引导热量进入机体，拥有灸的效果，因此，火针的作用是运行气血和驱散寒湿外邪。同时，也因为火针留大针孔，使机体的外口敞开，用火针的温热之力将机体内的热邪导出机体，因此火针具有攻补兼施的效果[16]。

火针治疗同时包含着针灸的物理治疗和火焰的温热治疗。火针针刺在病症的痛点及有反应点，可以快速地改变肩关节周围出现的水肿、充血，关节囊内存在的无菌性炎症渗出，甚至导致的粘连、挛缩等症状，通过改善缺少血流的症状，从而使身体的代谢和循环增加，加快受损区域的功能和神经系统的整体复原[17]。

作用机制如下：

1．**借火助阳**　火针治疗将热力直接送到人身体内部，刺激经络，温通机体阳气，促进血液流动，最终达到经脉畅通，通则不痛。

2．**开门去邪**　即经过热力烧灼机体穴位，从而打开经络的外口，让邪气有路可出。痹症日久，必然会在机体内产生血瘀和痰饮等实邪，其形成之后会停留于机体的局部区域，甚至关节部位，导致经络不通畅。火针将针孔保留，不收口，可以让邪气从针口引出，补虚泻实。

3．**以热引热**　由于机体部分出现瘀血和气滞等症状，最终导致火毒生成，使机体局部形成红肿，触及疼痛。而火针因为可打开外口，引起邪气外出，使热毒从外口外泄而出，因此可以起到清热解毒、通畅表里的作用。

4．**开络放血**　借助针刺脉络达到刺络放血及灼烧络脉止血的功效，可以排出体内瘀血，促进新血生成，加快新陈代谢。

火针治疗对痛症的效果好，尤其以无菌性炎症疗效显著，同时对范围呈点状的疼痛，即使没有明确的病名，但患者可以找到痛点的这类病症治疗效果仍然很好。而对于那些痛点模糊病症的治疗效果较弱。就肩周炎而言，取穴多为肩髃、肩贞、肩髎、肩前等。

八、少数民族医疗法

（一）壮医疗法

壮医将肩周炎命名为“旁巴尹”，认为邪毒入侵肩关节及其周围的龙路火路，阻滞局部龙路火路网结点，使气血运行不畅，从而导致肩关节的疼痛及活动障碍[18]。在对病因及病机认识的基础上，壮医采用了多种方法对该病进行治疗。

壮医药线点灸疗法是一种富有壮族民族特色的传统外治法，是壮医临床治疗学的重要内容，更是壮医临床治病的一种独特而有效的技法。通过用药液浸泡过的药线点灸的局部刺激，发挥经络传导作用，调理气血归于平衡，使人体各部恢复正常功能，使三气复归同步，以促使疾病转归和人体正气的康复。每日 1 次，6 ～ 10 次为 1 个疗程[19]。

壮医经筋疗法是在祖国医学古典经筋理论指导下，结合壮族民间理筋术总结得出的以“经筋查灶”诊病和“经筋消灶”治疗的一种新型非药物疗法。该疗法提出“筋结致痛”致病机制，贯彻“以痛为腧”为取穴原则，运用“松筋解结、结解则松、筋松则顺、筋顺则通、通则不痛”的治疗原理，结合壮族民间捏筋、拍筋、拨筋、绞筋等手法，达到筋柔骨顺，疏通两路，共达“松 - 顺 - 痛 - 通”的理想效果。

壮医药罐疗法是壮族民间传统治疗颈肩腰腿痛的有效方法之一。本法根据辨病施治的原则选取特定的壮药饮片煎成药液，用以煮罐。施治时，将煮好的药罐取出，甩净水珠后趁热扣于施治部位即可，具有温经祛湿、活血化瘀、消肿止痛之功效。该疗法主要通过负压吸拔、热敷、改善循环以及通调龙路火路气机来发挥治疗作用[20]。

（二）瑶医疗法

瑶医称肩周炎为“沉佳倦”，遵循盈亏平衡理论及启关透窍治则，通过多种治疗方法调整人体“盈亏平衡”，使天、地、人三元和谐，达到治愈疾病的目的[21]。在临床运用上，瑶医对疾病的治疗多分为内治法和外治法，瑶族善用瑶药，内治法多通过口服某些瑶药进行治疗，常用的经典瑶药可分为“五虎”“九牛”“十八钻”“七十二风”等 104 味药物，祛风散寒、通络止痛功效显著，通过药物的相互作用，调整机体盈亏平衡状态，增强人体免疫力，促进人体正常功能的恢复。瑶医外治法在治疗本病中具有简单、有效等特点，瑶医常用的外治法有瑶医针刺疗法、瑶医火攻疗法、瑶医桶药浴、瑶医挟药推刮疗法、瑶医发泡药罐疗法等，其中瑶医针刺疗法包含有瑶医火针疗法、瑶医烧针疗法、瑶医梅花针疗法、瑶医银钗针疗法、瑶医平衡针疗法等。

（三）土家医疗法

1．土家医学内治法　土家医学内治法的原理主要是以口服给药的方式达到治疗疾病的目的[22]。治疗肩周炎有以下几种方法。

（1）赶风法：能够祛除筋骨及骨肉之间的风、寒、湿气，常用于肢节疼痛、麻木、筋脉拘急等症。

（2）赶瘀法：能够活血化瘀，使血流通畅、消散瘀阻，常用于骨科筋伤类疾病的治疗。

（3）赶寒法：能够祛除寒邪，温养筋脉骨肉，多用于形寒肢冷、手足麻木、骨节疼痛等症。

2．土家医学外治法　土家医学外治法主要是通过药物的外用或施以推抹、针灸或热熨等方法达到治病的目的。常用于治疗肩周炎的有以下几种方法。

（1）赶酒火疗法：赶酒火疗法主要具有驱除寒湿外邪，使筋畅血活的作用，主要用于寒症或瘀症的治疗。

（2）外敷疗法：根据不同的疾病将所需药物捣烂，再配以辅料制成泥状膏敷于患处或穴位，常用于跌打损伤、颈肩腰腿痛等症。

（3）熏蒸疗法：利用熏蒸的温热效应，使药物作用于肌表腠理，迫使寒湿之邪散而不留，气血行而不瘀，以达到治疗疾病的目的。

（4）药棒疗法：此法是在人体患处直接用药棒进行击打而达到治疗疾病目的。这种民间疗法主要用于治疗颈肩腰腿痛及肌肉筋膜劳损等病症。

（5）拔罐疗法：利用真空负压原理将拔罐器吸附于体表，可以起到理气止痛、活血化瘀的功效，主要用于颈肩腰腿痛及筋伤患者的治疗。

（6）推抹疗法：此法是用手或手掌采用推、拿、揉、捏、摩、按等不同的手法按一定顺序推抹人体体表部位，以达到治疗疾病的目的。

九、射频针刀疗法

射频针刀系统是将射频等离子手术系统与针刀技术相结合。射频等离子可将组织汽化成水、二氧化碳和甲烷等气体，提高生物膜的通透性，使其弥散过程加强，物质交换加快，促进代谢，对受损细胞和组织清理、激活和修复，从而改善微循环，加速炎症的消除[23]。

笔者所在团队将142例肩周炎患者随机分为治疗组（射频针刀组）和对照组（手法治疗组）两组，其中治疗组72例，对照组70例。治疗前和治疗后采用视觉模拟评分法（VAS）进行评分（表3-1）、Constant肩关节功能评分标准进行评估（表3-2），治疗效果则采用《中医病证诊断疗效标准》中关于肩周炎的疗效标准进行评价。经统计学分析，发现射频针刀治疗肩周炎在改善患者疼痛及患肩功能方面疗效确切，且近期疗效稳定。

表3-1 两组治疗前后VAS评分比较（$\bar{x} \pm s$）

组别	例数	治疗前	治疗后2周	治疗后1个月
治疗组	72	6.98 ± 3.09	$2.92 \pm 4.21^{*\#}$	$2.12 \pm 5.36^{*\triangle}$
对照组	70	6.72 ± 2.88	$3.75 \pm 3.43^{*}$	$3.02 \pm 6.74^{*}$

注：与本组治疗前对比，$^{*}P < 0.05$；治疗后2周，与对照组对比，$^{\#}P < 0.05$；治疗后1个月，与对照组对比，$^{\triangle}P < 0.05$

表3-2 两组治疗前后肩关节Constant评分比较（$\bar{x} \pm s$）

组别	例数	治疗前	治疗后2周	治疗后1个月
治疗组	72	38.25 ± 10.28	$65.32 \pm 7.32^{*\#}$	$70.84 \pm 5.76^{*\triangle}$
对照组	70	37.91 ± 8.47	$55.32 \pm 6.88^{*}$	$62.32 \pm 7.32^{*}$

注：与本组治疗前对比，$^{*}P < 0.05$；治疗后2周，与对照组对比，$^{\#}P < 0.05$；治疗后1个月，与对照组对比，$^{\triangle}P < 0.05$

以上为目前国内治疗肩周炎的主流治疗方法，临床应用多是几种方法互相结合。综合治疗疗效往往比单一治疗效果好，这也是笔者临床治疗肩周炎的体会。但是具体哪种治疗方案最优，目前还没有定论，这也是未来肩周炎治疗争鸣的一个方向。

（程 磊 王俊龙）

参考文献

[1] 杨清华，黄建军．肩周炎中医病、证、症名规范化商榷［J］．中国针灸，2006，(8)：610.

[2] 仇穗鸣．中医辨证分型治疗肩周炎132例［J］．新中医，2003，35（9）：53-54.

[3] 叶振芳，王平．叶氏手法治疗肩周炎特色［J］．天津中医学院学报，1993，

（3）：11-12.
[4] 邬学群，王世伟，邢秋娟．“施氏整肩三步九法”治疗肩周炎临床研究．中国中医骨伤科杂志，2012，20（3）：4-8.
[5] 张旭，崔璇，肖建军，等．崔述生教授肩周炎手法治疗的策略分析［J］．按摩与康复医学，2018，9（11）：3-5.
[6] 陈日兰，朱英，韦贵康，等．韦氏推拿手法结合药物循经火疗治疗肩周炎 76 例［J］．陕西中医，2009，30（8）：1044-1045.
[7] 何坤，林定坤，侯宇，等．林定坤教授阶梯治疗肩周炎经验［J］．中国中医骨伤科杂志，2019，27（1）：79-81.
[8] 陈滢如，杨金生，王亮，等．《肩周炎循证针灸临床实践指南》解读［J］．中国针灸，2017，37（9）：991-994.
[9] 朱汉章．针刀医学原理［M］．北京：人民卫生出版社，2002：24.
[10] 陈跃，张文光，曹光裕，等．小针刀治疗肩部软组织损伤的手术入路研究［J］．中国骨伤，1995，8（6）：32-34.
[11] 刘淑珍，司同．针刀医学标准化体系建立是实现规范化、现代化、国际化的必由之路［J］．中国民间疗法，2009，17（12）：53-54.
[12] 吴绪平．针刀治疗学［M］．北京：中国中医药出版社，2012：61.
[13] 李邦伟，方剑乔．灸法治疗肩周炎的临床应用概况［J］．针灸临床杂志，2011，27（11）：65-67.
[14] 申燚梅，魏建华．艾灸治疗肩周炎疗效观察［J］．新疆中医药,2017,35（2）：33-35.
[15] 赵冬，卢春霞，黄冠，等．刮痧介质的临床应用及效应分析［J］．中医杂志，2018，59（7）：573-576.
[16] 刘婷，肖锕，刘建武．火针痛点治疗肩周炎 30 例临床观察［J］．中医杂志，2016，57（17）：1497-1499.
[17] 张芊．火针治疗肩周炎与电针疗效对比［D］．广州：广州中医药大学，2015：1-33.
[18] 韦英才．壮医经筋手法理论探讨及临床应用［J］．辽宁中医药大学学报，2012，14（6）：16-17.
[19] 叶庆莲．壮医基础理论［M］．南宁：广西民族出版社，2006：36-38.
[20] 滕红丽，梅云南．壮医药物竹罐疗法治疗风湿免疫病的临床研究［J］．时珍国医国药，2009，20（12）：3110-3111.
[21] 李彤，唐农，秦胜军．实用瑶医学［M］．北京：中国医药科技出版社，2005.

[22] 田华咏．土家族医药研究新论［M］．北京：中国古籍出版社，2006：66.
[23] 杜学忠，李庆．射频针刀联合臭氧关节腔注射治疗肩周炎临床疗效观察［J］．天津中医药，2017，34（8）：531-534.

第四章　现代医学治疗肩周炎简介

肩周炎又被称为冻结肩。冻结肩（frozen shoulder）的由来可追溯至1934年学者Codman[1]系统性的总结。延续到今天，已经派生出相当多的近义词来详细叙述这一类疾患，例如“五十肩”“肩凝症”等[2]。作为一种相当普遍的疾病，肩周炎在人群中的发病率大约为3%，发病年龄高峰期是40～70岁，特点是肩关节进行性疼痛以及运动（特别是外展）受限。现在，国内外学者都比较认可将其依据病因分为两大类：原发性与继发性。原发性肩周炎的病因目前尚未明确，国际上的一些探究将其发病因素指向性别、环境、遗传、内分泌疾患和免疫系统疾病等相关联的原因。继发性肩周炎的病因往往比较明确，即手术或创伤。这两个类别除了病因不一样，在影像学方面以及病理诊断上没有显著的差别，都表现出肩关节无菌性炎症和纤维化的征象，磁共振成像往往可以明确地看到喙肱韧带呈变厚改变以及肩关节囊挛缩后导致其容积变小。但是肩周炎作为1～3年病程的自限性疾患，只有约5%的患者需要进行一些医疗干预才能够痊愈，大多数的患者并不需要治疗即可渐渐自愈。

肩周炎有多种治疗方法。国际上一般分为手术治疗和非手术治疗两大类。到目前为止，这些治疗方案都有其优点以及局限性，多种治疗方法联合并不一定可以显现出比单一治疗方法更优异的疗效[3]，所以笔者认为，针对每一位肩周炎患者，为了达到疗效确切和让患者满意的目的，应该采用个性化的方案来进行施治。

(一) 手术治疗

1．开放手术　目前采用开放手术来解决肩周炎所诱发的症状越来越少。一方面是因为开放手术不能有效地对肩关节后关节囊松解；另一方面则是关节镜技术的进步，使之可以在微创条件下缓解肩周炎的疼痛和活动受限。不过对于肩关节镜治疗后效果不理想的患者，或对于既往心脏、肾功能不全的患者，以及肩关节内、外皆有广泛粘连的患者，还是应该采用开放手术来治疗[4]。

2．关节镜微创手术　关节镜微创治疗肩周炎具有创口小、术后疼痛轻、恢复快、住院时间短等优势。临床研究显示，若肩周炎患者经过系统的保守治疗后，症状不能显著改善，关节镜微创手术是一种良好的治疗方式。关节镜的手术方法有很多种，最为广泛采用的是在全身麻醉下，侧卧位行后入路（肩峰后外侧 2 cm，内侧 1 cm）式，用等离子射频器经前入路做关节清理术，打开肩袖间隙，同时松解喙肱韧带、盂肱韧带及前方关节囊，然后松解后方及下方关节囊。在分离下方关节囊时，要注意避免损伤腋神经，达到 360° 的肩关节松解，术后多数患者的肩关节活动度能得到改善，疼痛明显减轻。中、长期的效果也十分确切 [5]。高万旭等 [6] 学者探究了 38 例经系统性保守治疗后效果不理想的肩周炎患者，行关节镜微创手术，平均观察 36 个月后，得出结论：关节镜微创治疗肩周炎效果好、安全系数高、疗效精确，是值得推广的治疗肩周炎的手术方法。另一种较为广泛采用的关节镜微创治疗方式是依据临床诊断选择性行肩关节松解术。Diwan 等 [7] 学者将患者分为完全松解组和前下方关节囊松解组，然后观察平均 40 天后两组的疗效，得出完全松解组的肩关节活动度优于前下方关节囊松解组的结论。冯敏等 [8] 研究了早期肩周炎患者经前入路肩关节镜治疗平均 80 天后的疗效，经 Constant 评分、FUSS 评分等对比术前和术后，得出选择性行肩关节松解术可明显改善早期肩周炎患者的肩关节活动度的结论。

（二）非手术治疗

1．**功能锻炼** 对于肩周炎患者而言，正确的功能锻炼及健康宣传教育有助于患者在认识疾病的基础上增加对治疗的信心和减少因疼痛和活动受限导致的焦虑感。作为一种自限性疾病，一些肩周炎患者仅仅需要继续观察或者进行合理的功能锻炼即可获得自愈的效果。最常见的主动功能锻炼是手指的爬墙锻炼。患者侧向贴墙站立，抬起患肢，将手指尽可能紧地贴近墙面，然后缓缓地向上做爬墙锻炼。另一种锻炼方式是将患肢旋后，多次重复摸后背。另外，被动锻炼也能够帮助拉伸盂肱关节的韧带，从而缓解疼痛症状并增加运动范围 [9]。屠夏芸 [10] 等研究了被动运动与穴位刺激或口服药物联合应用于肩周炎患者的疗效，他们握住患者的患侧肘关节，使其肩关节在前屈及后伸、外展时被动活动，活动的范围遵循患者可以承受的疼痛为限，在最大运动时保持 5 ~ 10 秒，每次行 10 次，每 2 日 1 次，一直治疗 2 个月。因为被动锻炼可以改变肩关节局部血液循环，有利于炎症吸收，并且可以持续锻炼，更能够为患者所接受，所以这种被动锻炼方式值得在临床推广。但需要注意的是，一些患者无论采取何种方式都无法使肩关节的活动度恢复至发病前，这也是需要在健康教育时提前告知患者的内容 [11]。

2．**镇痛药物治疗** 非甾体抗炎药（nonsteroidal anti-inflammatory drug，NSAID）作为治疗肩周炎的首选药物，是临床最常采用的保守治疗手段，但单纯的药物治疗作用有限，往往会配合物理疗法，使疗效更佳。另外，有研究表明，使用激素类（特别是类固醇类）药物可以在短时间内迅速地缓解患者疼痛的症状，但无法缩短病程，且中、长期效果欠佳，目前临床较少单独使用。还有临床根据“反射性交感神经营养不良”的原理，应用降钙素类药物治疗肩周炎患者。杨睿等[12]收集76例患者，分两组进行了3个月的治疗观察，经过视觉模拟评分法（visual analogue scale，VAS）和测定肩关节活动度，并定期行Constant评分与ASES评分后，认为在一般治疗基础上，采用鲑鱼降钙素能够长效地缓解患者临床症状，但局限性在于该观察没有使用随机双盲法来进行，使得在应用鲑鱼降钙素时有一定的心理安慰作用。因此对于降钙素类药物的使用，临床还有待进一步研究。

3．**物理疗法** 目前临床上经常使用的物理疗法包括手法、针灸、冲击波、蜡疗、电疗等。针灸和手法作为传统中医治疗肩周炎的手段，在国内被广泛应用，并取得良好的效果，但其确切的作用机制到现在为止还没有被研究透彻。一部分学者认为这两种治疗方法可以促使人体产生一种活性肽，从而达到镇痛的目的。余利忠等[13]采用针刺补法中的烧山火法，选取患肢的极泉、肩贞、天宗、阿是等穴位，治疗了40位患者，参考《中医病证诊断疗效标准》后观察治疗效果，有效率达92%以上，认为针刺治疗肩周炎患者时，当患者感受到患病部位有一种热感流动并有寒气外出时临床效果最佳。冲击波是通过机械振动产生的一种脉冲压强波，用特殊的治疗探头作用于患者疼痛部位，直接产生热效应，达到迅速镇痛的效果。甘福开等[14]将80位患者随机分为冲击波组和关节松动组，进行了3个疗程（约半个月）的治疗后发现，冲击波作用在病变部位后，可改善局部的血液循环，从而减轻病变部位的炎性反应，达到抑制疼痛的目的。电疗中的电脑中频药透既可以使电流直达肌肉深层[15]，又可以减少对表皮的刺激作用，从而使患病部位的肌肉完全收缩，局部毛细血管扩张，血流量增大，达到镇痛、消炎以及松解粘连的作用。工业石油在蒸馏后可以得到一种副产品，即石蜡，经研究表明，石蜡拥有很大的热容量，并且能长久蓄热，在肩周炎的治疗中，可以促使组织修复以及加速局部血液流动，并缓解痉挛的肌肉，达到减轻疼痛的目的。物理疗法作为无创治疗肩周炎的治疗方法，因其操作简单、效果明显，从而在广大基层医疗机构广泛使用。不过，物理疗法往往需要配合其他保守治疗方法才能够维持更长久的疗效。

4．**肩关节注射疗法** 对于疼痛剧烈，影响正常生活的肩周炎早期患者，在口服药物治疗效果不明显时，可以采用肩关节注射疗法，以达到迅速镇痛的目的。现在临床经常使用的有医用几丁糖注射液、玻璃酸钠注射液以及皮质类固醇注射液等。经研究发现，医用几丁糖注射液可抑制纤维细胞生长并促进上皮细胞再生，从而减少由于内出血后机化出现的软组织广泛粘连。玻璃酸钠注射液作为骨关节临床治疗中的常用注射药物，能够抑制炎症和软骨变性，长久地减轻关节的无菌性疼痛并促使机体透明质酸钠的合成等。皮质类固醇注射液作为治疗肩周炎的激素类药物，其进入机体的组织后，能够缓解局部水肿，抑制病变部位组织液的生成，调节机体免疫，减少体内炎性介质产生，从而达到缓解炎症、减轻疼痛的目的。

肩关节注射有一定的技术要求，最常穿刺的途径是前侧入路，穿刺时需触及的骨性标志物是锁骨和其下方的喙突，使穿刺针顺着喙突尖下方的肱骨头中间部位的关节间隙刺入，不能刺入过深，以突破关节囊为最优。在注射前，要注意提前询问患者是否有过敏史，注射时要注意注射液是否进入关节腔，注射后要注意是否有感染、晕厥以及对周围神经的损伤等不良反应。

5．麻醉下肩关节松解术 当肩周炎患者出现大范围的关节活动度受限，特别是前屈、旋转等动作受限，且伴或不伴病变部位疼痛进行性加重时，建议采用麻醉下肩关节松解术来缓解症状。可以在气管插管全身麻醉或臂丛麻醉下进行操作。一般术者一手握患肢肱骨中下段，另一手按住患肩，循序行肩关节前屈、外展、后伸、内旋和外旋的活动，依次松解肩关节下方、上方、后方及前方的粘连。在松解过程中，要注意患者的生命体征平稳，并感受到粘连组织在逐渐地撕裂，直至完全分开。在松解时，要注意手法宜轻柔，避免损伤臂丛神经和腋神经以及盂肱韧带和喙肱韧带等组织，更要防止术后肩关节的失稳。关于术后肩关节的稳定性，一部分学者[16]认为尽量行360°松解，这样可以保证术后即刻肩关节的活动度明显改善，术后再配合药物注射、物理治疗以及在专业康复师辅助下的功能锻炼，可以取得较好的长期疗效；另一部分学者[17~19]建议有选择性地松解肩关节，这样可以既维持了术后肩关节的活动度，同时也减少术中出血，降低关节囊受损，避免软骨损伤，最大限度地维持肩关节稳定性。

6．液压扩张术 液压扩张术治疗肩周炎有将近60年的历史，其主要方式是通过向关节腔注入一定量的液体导致肩关节囊破损，达到改善肩关节活动度的目的。目前注射的液体可以是生理盐水，或者是生理盐水混合少量激素和适量的利多卡因，或者是玻璃酸钠等液体。有部分学者认为关节囊的破裂是达到疗效的关键步骤，但破损的关节囊易诱发血肿机化、组织液大量渗出以及囊难以修复的并发症，从而提出保留扩张法更值得在临床推广。另外，需要注意的是，如果术后能在康复指导师专业辅助下行功能锻炼，可以在很大程度上避免肩关节再次粘连的发生。

肩周炎作为肩关节疾病中比较常见的一类疾病，临床治疗的方法不胜枚举。目前治疗此病的目的主要是减轻疼痛以及恢复肩关节活动度。本章提到的治疗方式都可以不同程度地达到一定的治疗效果，作为一线首选治疗的方法，如功能锻炼、药物治疗、物理疗法以及肩关节腔注射等，可以单独或者相互配合使用。经过一段时间系统治疗后，大部分的患者症状能得到改善。对于效果不明显的患者，可以考虑进行液压扩张术、麻醉下松解术或者外科手术治疗，可以起到很好的疗效。

目前，国内外关于如何更有效地治疗肩周炎的文章大量出现，肩周炎的治疗理念不断更新和进步。随证施治，因人而异，才可以达到有效治疗肩周炎的目的。

（张　良　张晓宇）

参考文献

[1] Codman E A. The shoulder：rupture of the supraspinatus tendon and other lesions in or about the subacromial bursa [J]. Boston：Thomas Todd Co，1934.

[2] 杨清华，黄建军. 肩周炎中医病、证、症名规范化商榷 [J]. 中国针灸，2006，8：610.

[3] Rookmoneea M，Dennis L，Brealey S，et al. The effectiveness of interventions in the management of patients with primary frozen shoulder [J]. J Bone Joint Surg Br，2010，92（9）：1267-1272.

[4] Harryman D T，Lazarus M D. The stiff shoulder. //Rockwood C A Jr，Matsen F A，eds. The shoulder. 3rd. Philadelphia：WB Saunders，2003：1121-1172.

[5] Holloway G B，Schenk T，Williams G R，et al. Arthroscopic capsular release for the treatment of refractory postoperative or post-fracture shoulder stiffness [J]. Am J Bone Joint Surg，2001，83-A（11）：1682-1687.

[6] 高万旭，桑亮，魏立伟，等. 关节镜下松解冻结肩的疗效分析 [J]. 中国骨与关节损伤杂志，2018，33（7）：751-752.

[7] Diwan D B，Murrell G A. An evaluation of the effects of the extent of capsular release and of postoperative therapy on the temporal outcomes of adhesive capsulitis [J]. Arthroscopy，2005，21（9）：1105-1113.

[8] 冯敏，崔雅清，张睿锐，等. 关节镜下盂肱关节前方松解对原发性冻结肩的早期疗效 [J]. 中华关节外科杂志（电子版），2019，13（1）：11-16.

[9] Diercks R L，Stevens M. Gentle thawing of the frozen shoulder：a prospective study of supervised neglect versus intensive physical therapy in seven patients with

frozen shoulder syndrome followed up for two years [J]. J Shoulder Elbow Surg, 2004, 13 (5): 499-502.

[10] 屠夏芸，汪萍，戚陈玉，等. 经皮穴位电刺激联合持续被动运动治疗冻结肩的临床研究 [J]. 中医正骨，2017，29 (7)：30-33.

[11] 陆军，王宸. 冻结肩的诊疗进展 [J]. 中华关节外科杂志（电子版），2015，9 (4)：527-531.

[12] 杨睿，邓海权，汤毅勇，等. 鲑鱼降钙素喷鼻剂配合常规方案治疗冻结肩的临床疗效研究 [J]. 中华关节外科杂志（电子版），2018，12 (2)：147-152.

[13] 余利忠，孙作乾，秦晓光，等. 烧山火对刺法治疗冻结肩疗效观察 [J]. 新中医，2013，45 (10)：97-98.

[14] 甘福开，唐剑邦，高大伟. 体外冲击波与关节松动术治疗冻结肩的疗效对比 [J]. 广西医学，2018，40 (16)：1879-1880.

[15] Leung M S, Cheing G L. Effects of deep and superficial heating in the management of frozen shoulder [J]. J Rehabil Med, 2008, 40 (2): 145-150.

[16] Albert W P, Daryl C O, Kevin P S. An arthroscopic technique for treating patients with frozen shoulder [J]. Arthroscopy, 1999, 15 (1): 2-11.

[17] Brian K R, Cassie M F, Martin S L, et al. Predictors of outcome after nonoperative and operative treatment of adhesive capsulitis [J]. Am J Sports Med, 2011, 39 (3): 567-574.

[18] Snow M, Boutros I, Funk L. Posterior arthroscopic capsular release in frozen shoulder [J]. Arthroscopy, 2009, 25(1): 19-23.

[19] Chen J, Chen S, Li Y, et al. Is the extended release of the inferior glenohumeral ligament necessary for frozen shoulder? [J]. Arthroscopy, 2010, 26 (4): 529-535.

第五章　物理疗法在肩周炎治疗中的应用

物理治疗（physical therapy，PT）是肩周炎的治疗基础，是治疗肩周炎的主要方法之一，其主要作用是缓解疼痛，改善肩关节活动功能，以增加肩关节活动度。物理治疗的类型很多，具有消炎止痛、加快局部血液循环、改善神经和肌肉功能以及松解关节粘连等多方面的作用，还可以进行功能性刺激以及防病健身，其中对于肩周炎的治疗最明显的是改善血液循环和缓解炎症反应，以缓解症状[1]。

一、物理治疗的定义及分类

物理治疗又称理疗，是指应用运动疗法及天然或人工的物理因子作用于机体，以提高健康水平，预防和治疗疾病，恢复或改善身体功能与结构、活动以及参与能力，达到康复目的的治疗方法。物理治疗主要包括运动治疗技术及物理因子治疗技术。运动治疗技术又称为运动疗法或体疗，主要包括主动运动、助力运动及被动运动。应用于临床医学及康复医学的物理因子种类非常多，主要分为自然物理因子和人工物理因子两大类。临床常用的多为人工物理因子，常见的物理因子有电、磁、声、光、冷、热等。物理因子治疗技术包括电疗法、光疗法、声疗法、磁疗法以及其他治疗方法（如冲击波疗法、生物反馈疗法、水疗法、压力疗法、冷疗及热疗等）。

二、运动治疗技术

运动治疗技术（运动疗法）可牵伸挛缩组织，使粘连的关节内软组织得到松解，从而增加肩关节活动度，恢复肩关节的正常活动范围，同时能增加关节周围肌肉的力量，改善萎缩的肌肉，恢复肩关节的功能，其治疗有效、安全，可减少并发症及复发。运动疗法主要包括主动运动、助力运动以及被动运动，是肩周炎的基本治疗方法，应贯穿于肩周炎治疗的整个病程。

主动运动的主要作用是增加肩关节活动度[2]。主动运动是患者在没有辅助情况下的一种运动，主要包括肩关节的外展、内收、前屈、后伸、内旋、外旋、耸肩、环转、扩胸以及肩关节爬墙练习等。主动运动的实施不能盲目进行，要循序渐进。治疗前，要根据每位患者的具体情况制订相应的方案，并对患者进行监督，使患者掌握正确的主动运动方法，并能坚持进行锻炼，以使治疗方案能顺利实现。对于此治疗方式的疗效，有文献认为疗效确切，优良率高。赵俊等[3]运用徒手体操法（上肢下垂摆动练习）配合电针及中药治疗肩周炎150例，135例达痊愈，总有效率98%。潘振欧等[4]总结出了一套“一旋、二摸、三爬”的锻炼方法（包括旋肩、摸肩拉手和爬墙动作），有效率达95.16%，取得了良好的临床疗效。

助力运动是借助器械协助患者进行运动的一种功能锻炼方法。助力运动可对患者主动运动起配合作用，增强临床疗效。在治疗肩周炎时配合体操棒及吊环练习，可以取得良好疗效。有学者利用 Thera-Band 渐进式弹性阻力训练带治疗肩周炎，发现其具有良好的疗效，并具有预防作用。

被动运动分为关节被动活动及关节松动术[5]。关节被动活动是依靠外力协助以完成关节活动的方法，其运动方式及要求同主动运动有相似之处。运动方式主要包括前屈运动、后伸运动、内收运动、外展运动、外旋运动、内旋运动、上举运动、摇肩运动、旋转运动、顺时针及逆时针交替运动等全方位运动。被动运动时，要求运动幅度由小到大、循序渐进，以免对肩关节造成伤害。被动运动与主动运动方式类似，但作用不同，被动运动处于静态下，肌肉痉挛及肢体紧张情况容易放松，可辅助患者肩关节获得较大的活动度，以松解关节粘连，从而使肩关节尽快获得正常的活动范围。关节松动术对于关节活动受限的改善效果尤佳，澳大利亚 Maitland 医师对此技术的贡献最大，故又称为澳式手法或 Maitland 手法。目前关节松动术已成为独立的体系。有学者应用关节松动术，配合药物治疗肩周炎，有效率达100%。Walmsley 等[6]认为Ⅱ期原发性冻结肩患者通过肩部伸展练习疗法可以获得成功的治疗，建议持续3个月以上。但对于物理治疗具体实施方案目前存在一定的争议。Diercks 等[7]对比了强化物理治疗方案，包括在疼痛范围内和超出疼痛阈值前提下的主动、被动关节拉伸训练，发现疼痛范围内运动疗法优于强化运动疗法和被动拉伸方面的功能结果和恢复速度。

三、电疗法

电疗法是应用电流预防和治疗疾病的方法（图5-1）。根据频率不同，电疗法可分为直流电疗法、低频电疗法（频率0 ~ 1000 Hz）、中频电疗法（频率1 ~ 100 kHz）以及高频电疗法（频率100 kHz ~ 300 GHz）等。电疗法是将特定的电流经皮肤作用于人体，利用其所产生的无损伤性镇痛作用以达到治疗作用的疗法。电疗法镇痛的原理分为直接镇痛及间接镇痛。有研究表明，直接镇痛产生的镇痛作用可被纳洛酮阻滞，提示经皮神经电刺激疗法是通过内啡肽镇痛；间接镇痛的机制是改善患侧肩关节局部血液循环，从而减轻组织水肿，促进炎症吸收，达到缓解疼痛的目的，逐渐恢复关节功能。

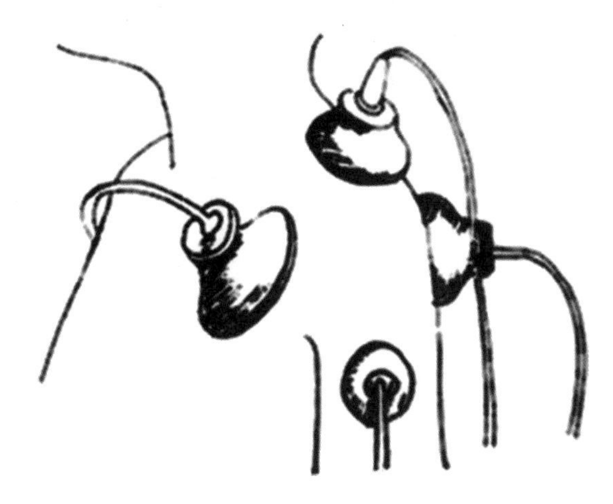

图 5-1　电疗法

直流电疗法是以直流电治疗疾病的方法。借助直流电，将药物离子导入人体的方法又称为直流电药物离子导入疗法或直流电离子导入疗法、电离子导入疗法。直流电疗法可调节神经系统功能，促进血液循环，改善营养和代谢过程，加速组织修复和再生。短波、超短波疗法属于高频电疗法，采用电子管振荡产生短波、超短波高频电场来进行治疗，其中应用波长 10 ~ 100 nm（频率 3 ~ 30 MHz）的高频电场作用于人体治疗疾病的方法为短波疗法，应用波长 1 ~ 10 nm（频率 30 ~ 300 MHz）的高频电场作用于人体治疗疾病的方法为超短波疗法（图 5-2）。高频电场可增强病变部位的离子振动，并摩擦生热，可增加血管通透性，改善局部微循环，从而达到消炎镇痛、解除痉挛以及改善关节功能的治疗目的。短波、超短波透入组织的深度高于许多物理因子，尤其对肌肉作用明显，其改善血液循环、解除关节痉挛、促进新陈代谢及消炎止痛作用显著。方剑乔等[8] 应用经皮穴位电刺激疗法治疗肩周炎患者 186 例，有效率 96.9%，可缓解肩关节功能，改善关节粘连，增加关节活动度，是治疗肩周炎有效、简便的疗法。赵春玲[9] 单用电疗法治疗肩周炎 50 例，总有效率达 88%，且复发率低，疗效确切。

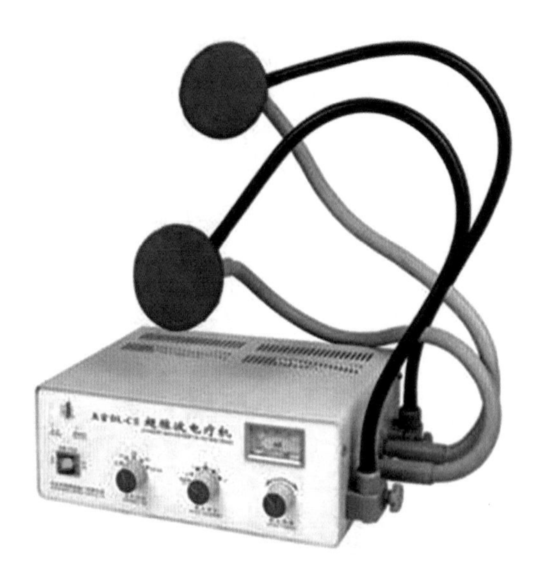

图 5-2 超短波电疗机

四、光疗法

光疗法是应用人工光源或日光辐射治疗疾病的方法，主要种类有激光疗法、红外线疗法、蓝紫光疗法及紫外线疗法等。激光疗法所应用的激光为低强度激光，故其对人体没有损伤作用，可通过对细胞和组织的一系列生物调节效应对肩周炎产生治疗作用，具有安全、有效、应用范围广等优点，在临床医学许多领域得到了应用。在肩周炎治疗方面，低强度激光疗法也取得了一定的疗效，但其作用机制及治疗所用激光的波长、照射强度、剂量以及照射方式需进一步研究。王育庆等[10]应用激光疗法结合电针、推拿治疗与单独应用电针、推拿疗法治疗肩周炎做比较，结果显示激光治疗组有效率达 100%，明显优于对照组。

红外偏振光疗法实质上是弱激光的宽谱区段的复合照射应用（图 5-3）。偏振光取激光直线偏振之精华，避激光波长单一之不足；取红外线穿透力强、复合波长疗效高之精华，避红外线散射、易吸收、无偏振光之缺陷。红外偏振光具有不同的治疗功能，通过照射神经、痛点及穴位，以改善局部血液循环、消除炎症性和神经性疾患，从而使患侧肩关节恢复至正常状态，使人体各系统趋于正常的生理平衡，起到治疗作用。有学者对比了红外偏振光疗法与局部封闭疗法治疗肩周炎，红外偏振光疗法的效果优于局部封闭疗法。

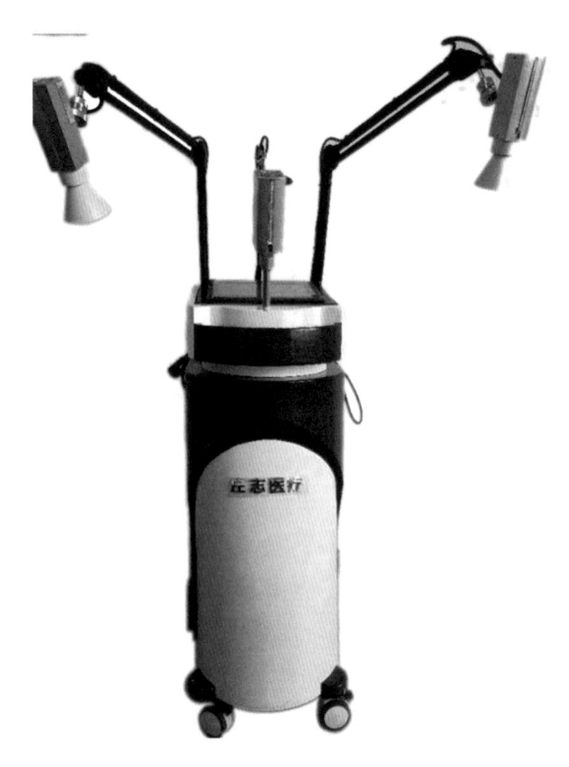

图 5-3　红外偏振光治疗仪

五、声疗法

声疗法主要包括超声波疗法、超声雾化疗法、超声透入疗法。超声波是指频率高于 20 kHz 的声波，是一种机械振动波。应用超声波治疗疾病的方法称为超声波疗法（图 5-4）。机械效应是超声波最基本的作用，超短波可改变细胞膜的通透性，在超声波工作中，仪器会振动机体细胞并对细胞膜进行按摩，在振动以及热量的共同作用下，有效改善细胞功能，从而全面提高细胞膜通透性，加速机体新陈代谢，提高细胞及组织的再生能力，可使病变局部血管扩张，病灶处血流加速，局部代谢增强，营养改善，此外，超声波还可降低神经的兴奋性，具有消炎、止痛的作用。骨骼肌对超声疗法比较敏感，中、小剂量的超声波治疗可使肌纤维松弛，张力降低，从而达到解除痉挛、增加关节活动度的作用。通过超声波治疗，能有效改善患者肩关节淋巴循环和血液循环，促进局部营养物质代谢。另外，在超声波热的作用下，患者肩关节组织温度上升，能有效加速血液循环。在超声波的帮助下还能有效改变组织酸碱度，进而降低机体炎性反应和改善疼痛情况。

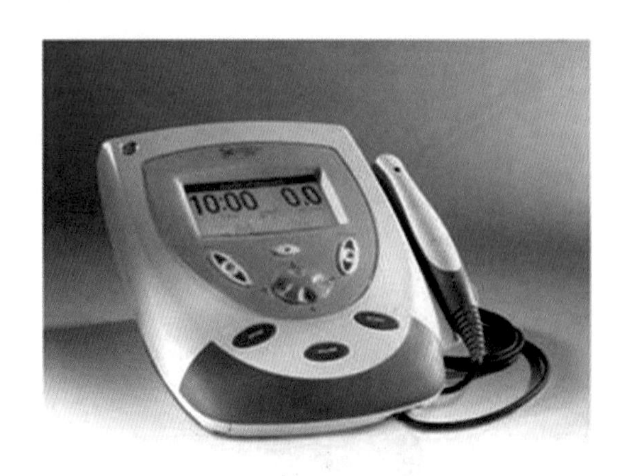

图 5-4 超声波治疗仪

研究表明，在肩周炎的治疗中，应用超声波疗法组的肩关节疼痛情况、关节活动度与日常生活能力均显著优于对照组，提示超声波疗法用于肩周炎治疗的有效性。刘刚等[11]在针刺疗法、功能锻炼的基础上，加用超声波疗法治疗肩周炎，结果表明，使用超声波疗法对治疗效果有明显的增强作用，主要表现在缓解肩关节疼痛及增加肩关节活动度。

六、磁疗法

磁疗法是将磁场作用于人体以治疗疾病的方法，其种类主要有静磁场法（属于恒定磁场）、动磁场法、旋磁疗法、电磁疗法、磁处理水疗法、经颅磁刺激疗法以及脉冲磁场疗法等。目前，临床上多应用脉冲磁场疗法（图 5-5），即用脉冲电流通入电磁铁线圈产生各种形状的脉冲磁场。自 20 世纪 70 年代首次将电磁场应用于骨科疾病的治疗，经过 30 多年的基础研究和临床研究，脉冲磁场疗法对骨科疾病的治疗效果得到肯定。磁疗法的作用机制主要有改善组织及细胞营养、促进局部血液循环、加速炎性渗出物吸收，从而达到缓解疼痛、松解组织粘连、恢复关节功能的目的。需要注意的是，磁疗法具有一定的禁忌证，装有心脏起搏器和对磁性过敏者不宜应用，以免发生意外。急性炎症性疾病及化脓性疾病也不宜应用，避免加重病情。有学者应用磁疗法治疗肩周炎，研究结果表明，磁疗法可明显改善肩关节功能障碍，减轻疼痛，使肩关节好转和恢复正常。陈夏仙[12]共报道 78 例患者，治疗有效率达到 100%，因此得出结论：磁疗法疗程短，使用方法简单，费用低廉，值得在临床推广和应用。吕金阳[13]的研究表明，特定电磁波照射配合局部功能锻炼治疗肩周炎，疗效确切，方法简便，易于操作，值得在临床推广。王秋华等[14]采用温热磁场治疗肩周炎患者 47 例，总有效率达 93.6%。

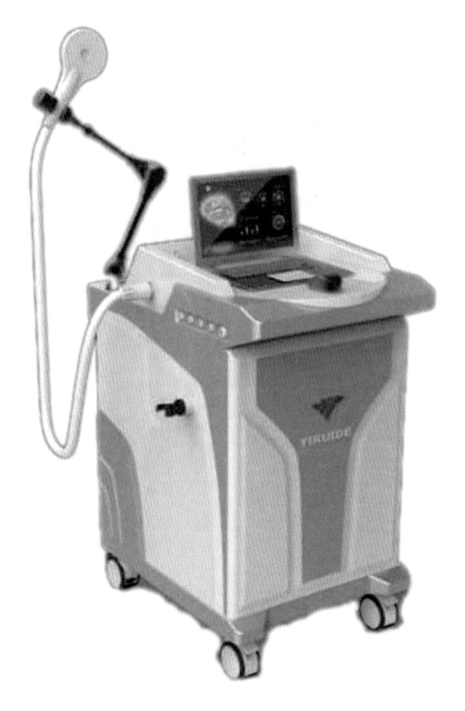

图 5-5　脉冲磁场发生器

七、体外冲击波疗法

体外冲击波疗法（图 5-6）是利用电液压效应、电磁效应、压电效应及气压弹道式等物理学效应所产生的一种能透过人体的波，在人体的病患部位聚焦，从而对人体内部组织及细胞产生一系列的生物学效应，以达到治疗目的。冲击波作用于肩关节时，因肩关节各组织密度不一致，故产生能量梯度差及扭拉力，从而使肩关节周围软组织伸展、松解，改善肩关节局部血液循环，以减轻无菌性炎症。同时，体外冲击波疗法能刺激痛觉神经感受器，干扰其传递，从而达到治疗目的。冲击波是一种机械性脉冲压强波，其能量很高，大约是超声波的 1000 倍，能在短时间内给出多个阵波面，故其对肩周炎的治疗作用比较全面，近年来应用也较为广泛，文献报道较多。有学者比较了肩周注射治疗与体外冲击波疗法治疗肩周炎的疗效，发现体外冲击波疗法治疗肩周炎，经过一般治疗周期后，可明显降低患者疼痛程度评分，改善患者肩关节活动度，且安全性较好。王刚等[15]进行了单纯应用物理因子、关节松动术治疗肩周炎与在此基础上加用体外冲击波疗法的疗效比较，表明体外冲击波疗法不仅能缓解关节疼痛，还能改善关节活动度，值得在临床推广和应用。

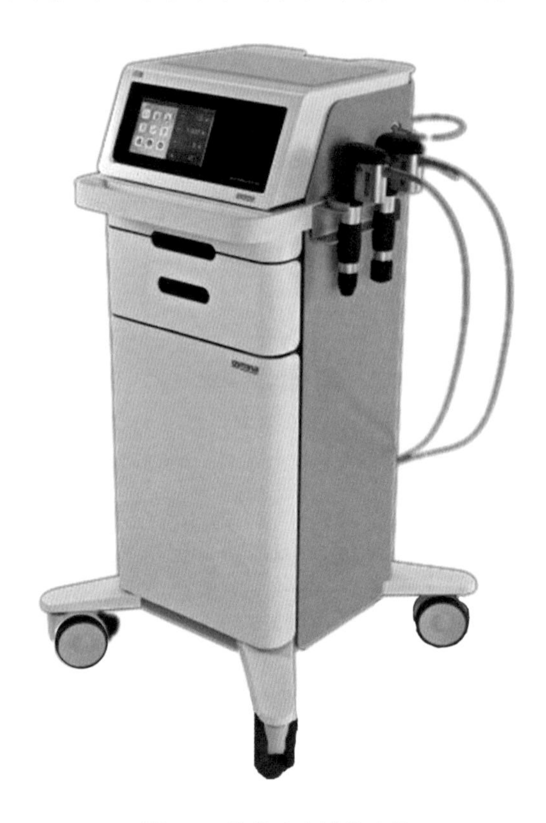

图 5-6 体外冲击波治疗仪

八、物理治疗方案选择

对于肩周炎物理治疗方案，临床医师大多依据个人经验和偏好进行选择，健康宣传教育是对所有肩周炎患者的一项基本治疗。肩周炎具有一定的自愈性，但往往患者并不希望等待那么长时间。如果不接受正规治疗，会延长患病时间，同时会遗留关节活动功能受限。通常情况下，越早接受治疗，恢复时间越短，恢复后关节活动度也越能接近正常范围。由于肩周炎不同时期具有不同的临床特征及病理改变，因此，主张根据患者所处的不同时期进行分期治疗，从而达到有的放矢的效果。有学者研究认为，剧烈的物理治疗会导致自然病程由 15 个月延长至 24 个月，因此，要根据每位患者的具体情况辨证施治，不能过于激进治疗。

对于肩周炎疗效的评价，很少有仅针对单一方法的评价，尤其对于物理治疗，多为两种或几种治疗方法的联合应用。在搭配合理的情况下，其作用互相加强，起到 1 + 1 ＞ 2 的作用，因此在文献报道中，物理疗法多为几种方法互相配合应用或与其他疗法配合应用。李水琴等[16]使用中频和超短波配合针灸、手法及锻炼治疗肩周炎 186 例，疗效显著。唐受爱[17]应用超短波、中频、微波、超声和电磁波谱治疗仪结合按摩、运动治疗重症肩周炎 127 例，痊愈 52 例，总有效率达 96.85%。有学者报道了体外冲击波联合超短波治疗肩周炎的临床疗效，联合治疗组显著优于超短波组、冲击波单独治疗组，差异有统计学意义，表明冲击波联合超短波治疗肩周炎可显著缓解患者的疼痛，改善关节活动度，提高肌力和日常生活能力。然而，仅针对综合治疗方法进行评价，无法明确具体是由哪一种方法起到主要作用，故目前还没有证据表明哪种方法治疗效果最优，也没有证据表明哪些治疗方法组合的治疗效果最优。

物理治疗被视为肩周炎的一线治疗方案，但其疗效却缺少高质量随机对照试验（RCT）研究的支持[18]。现有通过疼痛缓解和关节活动度的改善程度两个方面评价物理疗法的疗效的文章结果不尽一致[19]，因此今后需要更高质量的随机对照试验研究。此外，需要强调的是，虽然研究表明大部分肩周炎患者通过规范的保守治疗都能痊愈，但对于难治性肩周炎，经系统保守治疗 6 个月仍无效者，则需考虑积极地采取外科手术干预。

（韩金昌　尹广斌）

参考文献

[1] 徐震球，姚云，詹红生．非手术疗法治疗肩周炎的概况［J］．中医正骨，2011，23（12）：63-65.

[2] 郭越，郭健红．肩周炎的临床康复治疗进展［J］．医学综述，2014，20（15）：2752-2754.

[3] 赵俊，朱文胜．电针配合中药及功能康复治疗肩周炎 150 例［J］．湖北中医杂志，2010，32（6）：68.

[4] 潘振欧，刘晓军．肩周炎 62 例康复锻炼的临床观察［J］．基层医学论坛，2011，15（13）：428-429.

[5] 桑鹏，刘毅．冻结肩的诊疗研究进展［J］．局解手术学杂志，2018，27（9）：683-688.

[6] Walmsley S，Osmotherly P G，Rivett D A. Clinical identifiers for early-stage primary/idiopathic adhesive capsulitis：are we seeing the real picture? [J]. Physical Therapy，2014，94（7）：968-976.

[7] Dierks R L，Stevens M. Gentle thawing of the frozen shoulder：a prospective study of supervised neglect versus intensive physical therapy in seventy-seven patients with frozen shoulder syndrome followed up for two years [J]. J Shoulder Elbow Surg，2004，13（5）：499-502.

[8] 方剑乔，张奕，宣丽华，等. 经皮穴位电刺激治疗不同时期肩周炎疗效观察 [J]. 中国针灸，2006，26（1）：11-14.

[9] 赵春玲. 骨创伤治疗仪治疗肩周炎 50 例 [J]. 现代中西医结合杂志，2010，19（4）：476.

[10] 王育庆，陈丽贤，段俊峰，等. 半导体激光对肩周炎患者疼痛症状的改善作用 [J]. 激光与红外，2009，39（8）：844-846.

[11] 刘刚，陈俊琦. 超声波疗法对冻结肩的效果观察 [J]. 中国医药导报，2014，11（5）：67-69.

[12] 陈夏仙. 磁热疗法治疗肩关节周围炎 78 例临床观察 [J]. 浙江中医药大学学报，2008，2：199.

[13] 吕金阳. 针刺、特定电磁波照射配合局部功能锻炼治疗肩关节周围炎 86 例临床观察 [J]. 河北中医，2013，35（8）：1188-1189.

[14] 王秋华，张效莲，朱才兴. 温热磁场、超短波对中老年肩周炎的疗效观察 [J]. 解放军医学杂志，2004，29（3）：257.

[15] 王刚，张德清，何建永，等. 体外冲击波治疗肩关节周围炎疗效观察 [J]. 中国疼痛医学杂志，2010，16（6）：364-365.

[16] 李水琴，李小玲. 肩周炎综合康复治疗疗效观察 [J]. 延安大学学报（医学科学版），2011，9（1）：33-34.

[17] 唐受爱. 我院重症肩周炎病人的综合康复治疗及护理 [J]. 护理研究，2010，24（24）：2201.

[18] 钱洪，赵建宁，包倪荣. 冻结肩的治疗进展 [J]. 颈腰痛杂志，2017，38（1）：69-72.

[19] Robert C M，Daniel P. Clinical commentary and literature review：diagnosis，conservative and surgical management of adhesive capsulitis [J]. Shoulder & Elbow，2010，2（4）：238-254.

第六章　肩关节功能评价标准简介

肩关节是全身活动范围最大的球窝关节，能做多轴性灵活运动，包括屈、伸、收、展、旋转及环转运动。肩关节疾病引起的疼痛和功能障碍严重影响人们的日常生活、工作和运动。正确和客观地判断患者肩关节疾病的程度，评估治疗的效果和比较不同的治疗方法对于临床骨科医师具有十分重要的意义。

肩关节外科医生 Codman 于 1913 年提出医院的数据应该标准化。首先是第一次评估必须标准化，这样可以比较不同医院和不同治疗方法之间的差别，同时强调结果的评价应该以患者的感觉为主。目前，国际上有很多针对肩关节功能的评分系统。但由于肩关节解剖结构、功能及活动的复杂性、在日常生活和运动中的重要性，迄今为止国际上还没有一种评分标准被广泛接受。

根据使用目的不同，肩关节的功能评估可以分为全身评价的健康测定系统（health global system）、全肩关节评估系统（global shoulder system）和特殊疾病评估系统（disease specific system）。一个评估系统必须符合下列标准：有效性（validity）、可靠性（reliability）、敏感性（sensitivity）和反应性（responsiveness）。

一、全身评价的健康测定系统

这类评估系统其原始目的都是评价全身的功能，包括体力、脑力、社交及幸福感等生活质量评价。评价都是以问卷的形式，可以通过电话或者信函形式进行，也可以用于门诊或病房的患者。其中以 36 条简短医疗结果调查问卷（The 36-item short form of the medical outcomes study questionnaire）和诺丁汉健康描述表（Nottingham health profile，NHP）两个系统最常用，其制定都有流行病学家的参与，在发表时都有有效性、可靠性和敏感性的研究。

（一）36 条简短医疗结果调查问卷

36 条简短医疗结果调查问卷（表 6-1）来源于 Rand Corporation of Santa Monica 医疗保险公司用于慢性疾病的医疗结果研究。其原始问卷由 245 条问题组成，Ware[1] 和 Sherbourne 从中选出了 36 条，组成 SF-36，包括一般健康问题、体力功能问题、由于体力而造成的日常生活限制、身体疼痛、社交能力、心理压抑和幸福感以及情绪问题造成的功能限制等方面的问题。SF-36后来被美国国立卫生研究院（National Institute of Health）采用。

表6-1 36条简短医疗结果调查问卷[1]

1．总体来讲，您的健康状况是
①非常好 ②很好 ③好 ④一般 ⑤差
2．跟1年以前比，您觉得自己的健康状况是
①比1年前好多了 ②比1年前好一些 ③跟1年前差不多
④比1年前差一些 ⑤比1年前差多了
（权重或得分依次为1、2、3、4、5）
3．以下这些问题都和日常活动有关。请您想一想，您的健康状况是否限制了这些活动？如果有限制，程度如何？
（1）重体力活动，如跑步、举重、参加剧烈运动等
①限制很大 ②有些限制 ③毫无限制
（权重或得分依次为1、2、3，下同）
注意：如果采用汉化版本，则得分为1、2、3、4，得分转换时，做相应的改变。
（2）适度的活动，如移动一张桌子、扫地、打太极拳、做简单体操等
①限制很大 ②有些限制 ③毫无限制
（3）手提日用品，如买菜、购物等
①限制很大 ②有些限制 ③毫无限制
（4）上几层楼梯
①限制很大 ②有些限制 ③毫无限制
（5）上一层楼梯
①限制很大 ②有些限制 ③毫无限制
（6）弯腰、屈膝、下蹲
①限制很大 ②有些限制 ③毫无限制
（7）步行1500 m以上的路程
①限制很大 ②有些限制 ③毫无限制
（8）步行1000 m的路程
①限制很大 ②有些限制 ③毫无限制
（9）步行100 m的路程
①限制很大 ②有些限制 ③毫无限制
（10）自己洗澡、穿衣
①限制很大 ②有些限制 ③毫无限制
4．在过去4周里，您的工作和日常活动有无因为身体健康的原因而出现以下这些问题
（1）减少了工作或其他活动时间
①是 ②不是
（权重或得分依次为1、2，下同）

续表

(2) 本来想要做的事情只能完成一部分
①是　②不是
(3) 想要做的工作或活动种类受到限制
①是　②不是
(4) 完成工作或其他活动困难增多（比如需要额外的努力）
①是　②不是
5. 在过去 4 周里，您的工作和日常活动有无因为情绪的原因（如压抑或忧虑）而出现以下这些问题
(1) 减少了工作或活动时间
①是　②不是
（权重或得分依次为 1、2，下同）
(2) 本来想要做的事情只能完成一部分
①是　②不是
(3) 做事情不如平时仔细
①是　②不是
6. 在过去 4 周里，您的健康或情绪不好在多大程度上影响了您与家人、朋友、邻居或集体的正常社会交往
①完全没有影响　②有一点影响　③中等影响　④影响很大　⑤影响非常大
（权重或得分依次为 5、4、3、2、1）
7. 在过去 4 周里，您身体疼痛吗
①完全没有疼痛　②有一点疼痛　③中等疼痛　④严重疼痛　⑤很严重疼痛
（权重或得分依次为 6、5.4、4.2、3.1、2.2、1）
8. 在过去 4 周里，您的身体疼痛影响了工作和做家务吗
①完全没有影响　②有一点影响　③中等影响　④影响非常大　⑤影响很大
（如果 7 无 8 无，权重或得分依次为 6、4.75、3.5、2.25、1；如果 7 有 8 无，则权重或得分依次为 5、4、3、2、1）
9. 以下这些问题是关于过去 1 个月里您自己的感觉，对每一条问题所说的事情，您的情况是什么样的
(1) 您觉得生活充实
①所有的时间　②大部分时间　③比较多时间　④一部分时间　⑤小部分时间
⑥没有这种感觉（权重或得分依次为 6、5、4、3、2、1）
(2) 您是一个敏感的人
①所有的时间　②大部分时间　③比较多时间　④一部分时间　⑤小部分时间
⑥没有这种感觉（权重或得分依次为 1、2、3、4、5、6）
(3) 您的情绪非常不好，什么事都不能使您高兴起来
①所有的时间　②大部分时间　③比较多时间　④一部分时间　⑤小部分时间
⑥没有这种感觉（权重或得分依次为 1、2、3、4、5、6）
(4) 您的心态很平静

续表

①所有的时间 ②大部分时间 ③比较多时间 ④一部分时间 ⑤小部分时间
⑥没有这种感觉（权重或得分依次为 6、5、4、3、2、1）
（5）您做事精力充沛
①所有的时间 ②大部分时间 ③比较多时间 ④一部分时间 ⑤小部分时间
⑥没有这种感觉（权重或得分依次为 6、5、4、3、2、1）
（6）您的情绪低落
①所有的时间 ②大部分时间 ③比较多时间 ④一部分时间 ⑤小部分时间
⑥没有这种感觉（权重或得分依次为 1、2、3、4、5、6）
（7）您觉得筋疲力尽
①所有的时间 ②大部分时间 ③比较多时间 ④一部分时间 ⑤小部分时间
⑥没有这种感觉（权重或得分依次为 1、2、3、4、5、6）
（8）您是一个快乐的人
①所有的时间 ②大部分时间 ③比较多时间 ④一部分时间 ⑤小部分时间
⑥没有这种感觉（权重或得分依次为 6、5、4、3、2、1）
（9）您感觉厌烦
①所有的时间 ②大部分时间 ③比较多时间 ④一部分时间 ⑤小部分时间
⑥没有这种感觉（权重或得分依次为 1、2、3、4、5、6）
10．不健康影响了您的社会活动（如走亲访友）
①所有的时间 ②大部分时间 ③比较多时间 ④一部分时间 ⑤小部分时间
⑥没有这种感觉（权重或得分依次为 1、2、3、4、5、6）

总体健康情况
11．请看下列每一条问题，哪一种答案最符合您的情况
（1）我好像比别人容易生病
①绝对正确 ②大部分正确 ③不能肯定 ④大部分错误 ⑤绝对错误
（权重或得分依次为 1、2、3、4、5）
（2）我跟周围人一样健康
①绝对正确 ②大部分正确 ③不能肯定 ④大部分错误 ⑤绝对错误
（权重或得分依次为 5、4、3、2、1）
（3）我认为我的健康状况在变坏
①绝对正确 ②大部分正确 ③不能肯定 ④大部分错误 ⑤绝对错误
（权重或得分依次为 1、2、3、4、5）
（4）我的健康状况非常好
①绝对正确 ②大部分正确 ③不能肯定 ④大部分错误 ⑤绝对错误
（权重或得分依次为 5、4、3、2、1）

注：分数越高，代表健康状况越好

（二）诺丁汉健康描述表

诺丁汉健康描述表（Nottingham health profile，NHP）（表 6-2、表 6-3）由诺丁汉大学 Hunt 主持的研究小组完成，简要描述生理、社交及情感方面的健康问题。诺丁汉健康描述表分两部分，共 45 个问题。

表6-2　诺丁汉健康描述表第一部分[2]

维度	问题	权重
躯体活动	只能在室内走	11.54
	弯腰困难	10.57
	根本不能行走	21.30
	上下楼梯很困难	10.79
	伸手拿东西很困难	9.30
	自己穿衣服很困难	12.61
	长时间站立很困难	11.20
	户外活动时需要帮助	12.69
精力	整天感到疲倦	39.20
	做什么事情都费力	36.80
	很快就筋疲力尽	24.00
疼痛	晚上感到疼痛	12.91
	有难以忍受的疼痛	19.74
	改变体位时疼痛	9.99
	走路时感到疼痛	11.22
	站立时感到疼痛	8.96
	有持续性疼痛	20.86
	上下楼梯时感到疼痛	5.82
	坐着时感到疼痛	10.49
睡眠	需要催眠药辅助睡眠	23.37
	早晨很早就醒	12.57
	晚上大部分时间睡不着	26.26
	很长时间才能入睡	16.10
	晚上睡得很晚	21.70

续表

维度	问题	权重
社会	感到孤独	22.01
生活	很难与别人接触	19.36
	没有亲密朋友	20.13
	感到自己对别人是一种负担	22.53
	很难与他人相处	15.97
情感	有些事情使自己崩溃	10.47
反应	没有什么事使自己高兴	9.31
	感到很紧张	7.22
	日子过得很慢	7.08
	这些天容易发脾气	9.76
	感到自己不能控制情绪	13.99
	烦恼使自己晚上睡不着	13.95
	感到自己已经没有价值	16.21
	醒来时感到压抑	12.01

表6-3 诺丁汉健康描述表第二部分

编号	维度	问题
1	工作	您的健康状况是否影响到您的工作？（指有收入的工作）
2	照料家庭	您的健康状况是否影响到您照料家庭？（如清洗与烹饪、修理等）
3	社会生活	您的健康状况是否影响到您的社会生活？（如逛街、拜访朋友等）
4	家庭生活	您的健康状况是否影响到您的家庭生活？（与家庭成员的关系等）
5	性生活	您的健康状况是否影响到您的性生活？
6	兴趣爱好	您的健康状况是否影响到您的兴趣爱好？（如体育、艺术、工艺等）
7	度假	您的健康状况是否影响到您度假？（如节假日、周末休息等）

注：分数范围 0 ~ 100。得分越高，表示健康状况越差

二、全肩关节评估系统

此评估系统着重于对肩关节功能障碍的描述，可用于各类疾病造成的肩关

节功能障碍的评价。其中分两类：一类是由患者使用的问卷评价系统，另一类是由医生使用的包括临床症状、体征与功能的综合评价系统。目前，肩关节功能评分大体可分为主观评分系统、主客观综合评分系统。

（一）问卷评价系统

1．**简明肩关节功能测试**　简明肩关节功能测试（SST）（表 6-4）是一个简单而易行的评价工具，对全肩关节功能敏感。它是由 12 个问题组成的患者主观评分问卷。内容包括疼痛，疾病对休息、日常生活及工作的影响。SST 已被证实对评价肩关节退行性疾病有用，并可以用来评价在此情况下肩关节修复术的有效性。由于该评分系统简易、便捷，所以目前应用较多。

表6-4　简明肩关节功能测试[3]

回答“是”或“否”
1．手臂放松地放于身体一侧时肩部是否舒服？
2．肩关节的问题是否可以让您舒适地睡觉？
3．您是否可以把手塞进后背的衣服中？
4．您是否可以双手放于头后，同时肘伸于两边？
5．您是否可以不屈肘将一枚硬币放在与肩同高的书架上？
6．您是否可以不屈肘将重 1 磅（约 0.45 kg）的物体举至与肩同高的水平？
7．您是否可以不屈肘将重 8 磅（约 3.6 kg）的物体举过头顶？
8．您是否可以用患肢搬运重 20 磅（约 9 kg）的物体？
9．您是否可以用患肢在不过肩的情况下将小球投出 10 码（约 9.1 m）或更远？
10．您是否可以用患肢在高过头顶的情况下将小球掷出 20 码（约 18.3 m）或更远？
11．您是否可以用患肢清洗对侧肩部的后方？
12．您的肩关节是否可以允许您进行一般的全日制工作？

注：回答“是”的为 1 分，“否”的为 0 分，总分 12 分。分数越高，表示肩关节功能越好

2．**肩关节疼痛和功能障碍指数**　肩关节疼痛和功能障碍指数（SPADI）系主观问卷式评分系统，由患者自己完成。该评分由 5 个疼痛问题（表 6-5）和 8 个功能障碍问题（表 6-6）组成，问题是开放式的。每个问题均采用 10 分的 VAS 评分，最终通过公式换算，满分为 100 分。

表6-5 疼痛评分[4]

项目	评分
1．最严重的时候有多痛？	
2．躺在患侧时有多痛？	
3．去拿高处物品时有多痛？	
4．触碰自己颈部时有多痛？	
5．推东西时有多痛？	

注：患者自觉回答下列问题，用0 ~ 10分来评价疼痛的程度，0分 = 不痛，10分 = 非常痛。疼痛总分 = __ ÷ 50 × 100%。如果有问题未答，则除以可能的总得分，例如有一个问题未答时，除以40

表6-6 功能障碍评分

项目	评分
1．自己洗头发时有多困难？	
2．自己洗背时有多困难？	
3．自己穿汗衫或套头T恤衫时有多困难？	
4．自己穿对襟衬衫时有多困难？	
5．自己穿裤子时有多困难？	
6．将物品放在高处时有多困难？	
7．携带10 kg或更多物品时有多困难？	
8．从裤子后面的口袋取出钱时有多困难？	

注：患者自觉回答下列问题，用0 ~ 10分来描述活动的困难程度，0分 = 无困难，10分 = 不能做。功能障碍总分 = __ ÷ 80 × 100%。如果有问题未答，则除以可能的总得分，例如有一个问题未答时，除以70。
总SPADI得分 = __ ÷ 130 × 100%。(如果有问题未答，则除以可能的总得分，例如有一个问题未答时，除以120

3．L' Insalata肩关节问卷 L' Insalata肩关节问卷（表6-7）由纽约特种外科医院运动医学科肩关节组设计。该问卷由21个问题组成，其中第1个问题是对肩关节的总体评价，第2 ~ 5题关于疼痛，第6 ~ 11题关于日常活动，第12 ~ 14题关于娱乐和体育活动，第15 ~ 19题关于工作，第20题是对肩关节的功能有多满意，第21题是选择最希望得到改进的两个方面，答案分别是疼痛、日常活动、娱乐及体育活动和工作。

表6-7　L' Insalata肩关节问卷[5]

您的优势手是哪个？　　　　　　　　　　　　　　您要评价或治疗哪个肩关节？

左　右　　　　　　　　　　　　　　　　　　　　左　右　两个都要

请回答以下问题，如果某个问题不适合您，可以不填。

如果您要评价或测量双肩，请分开完成各自的问卷，并在顶部标出左或右。

1．考虑到肩关节对您的影响，说明您的感觉，在下面的水平线（10 cm）上标出 X

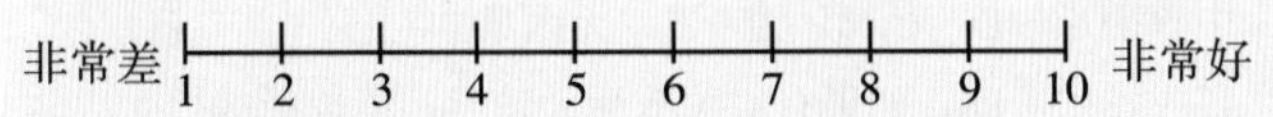

以下问题与疼痛相关：

2．在过去的几个月中，休息时您肩部的疼痛如何

A．十分剧烈　B．剧烈　C．中等程度　D．轻微　E．无

3．在过去的几个月中，活动时您肩部的疼痛如何

A．十分剧烈　B．剧烈　C．中等程度　D．轻微　E．无

4．在过去的几个月中，因肩关节疼痛而使您无法入睡的频率

A．每天　B．每周有几天　C．每周 1 天　D．每周少于 1 天　E．从未发生过

5．在过去的几个月中，肩关节剧烈疼痛的频率

A．每天　B．每周有几天　C．每周 1 天　D．每周少于 1 天　E．从未发生过

以下问题与日常活动相关：

6．与肩部相关的日常生活活动中（如穿衣、洗刷、驾驶、做家务劳动等），描述您的活动能力

A．非常严重的限制，几乎不能动　B．严重的限制　C．中等程度的限制　D．轻微的限制　E. 没有限制

7 ~ 11. 在过去的几个月中，由于肩部限制，您进行下列活动有多困难

7．穿或脱套衫

A．不能　B．非常困难　C．中等困难　D．稍微困难　E．无困难

8．梳头

A．不能　B．非常困难　C．中等困难　D．稍微困难　E．无困难

9．拿高于头部架子上的物品

A．不能　B．非常困难　C．中等困难　D．稍微困难　E．无困难

10．用手接触或清洗后背

A．不能　B．非常困难　C．中等困难　D．稍微困难　E．无困难

11．举或搬运装满杂物的袋子（3.6 ~ 4.5 kg）

A．不能　B．非常困难　C．中等困难　D．稍微困难　E．无困难

续表

以下问题与娱乐活动或体育活动相关：

12．与肩部活动相关的体育或娱乐活动中（如打棒球、打高尔夫球、有氧运动、做园艺等），描述您的肩关节功能

A．非常严重的限制，几乎不能动　B．严重的限制　C．中等程度的限制　D．轻微的限制　E．没有限制

13．过去几个月中，由于肩部活动受限，您投球或打网球时有多困难

A．不能　B．非常困难　C．中等困难　D．稍微困难　E．无困难

14．列出一项您十分喜欢的体育或娱乐活动，如果有肩关节活动障碍，请选择进行此活动时肩关节的限制程度

A．不能　B．非常困难　C．中等困难　D．稍微困难　E．无困难

以下问题与工作相关：

15．在过去的几个月中，您主要的工作形式是

A．有偿工作（列出类型）B．家务工作　C．学业　D．无业　E．由于肩部疼痛未工作　F．由于其他原因未工作　G．退休

如果您回答 D、E、F、G，请跳过第 16 ~ 19 题，并继续回答第 20 题。

16．在过去的几个月中，因肩关节问题而使您无法工作的频率

A．每天　B．每周有几天　C．每周 1 天　D．每周少于 1 天　E．从未发生过

17．在过去几个月的工作日中，由于肩部障碍而使您不能仔细、高效工作的频率

A．每天　B．每周有几天　C．每周 1 天　D．每周少于 1 天　E．从未发生过

18．在过去几个月的工作日中，由于肩部障碍而使您工作时间变短的频率

A．每天　B．每周有几天　C．每周 1 天　D．每周少于 1 天　E．从未发生过

19．在过去几个月的工作日中，由于肩部障碍而使您不得不改变工作方式的频率

A．每天　B．每周中有几天　C．每周 1 天　D．每周少于 1 天　E．从未发生过

以下问题与满意度相关：

20．在过去的几个月中，您如何评价您对自己肩关节功能的满意程度

A．很差　B．一般　C．好　D．很好　E．非常好

21．请标出两处您希望提高的地方（1 代表最需要，2 代表次需要）

疼痛______　日常活动______　娱乐及体育活动______　工作______

注：总分 100 分，第 1 题总分 15 分，测出从极差处到标记处的长度（cm），并乘以 1.5 算出得分。其余各题中有 5 个选项，从 A 到 E 分别对应 1 ~ 5 分。整个问卷除第 1 个问题外，分为 4 个部分，每个部分得分为：每个部分的平均分乘以 2。然后进行权重换算：疼痛部分（第 2 ~ 5 题）得分乘以 4，总分范围为 8 ~ 40 分。日常活动部分（第 6 ~ 11 题）得分乘以 2，总分范围为 4 ~ 20 分。娱乐及体育活动部分（第 12 ~ 14 题）得分乘以 1.5，总分范围为 3 ~ 15 分。工作部分（第 16 ~ 19 题）得分乘以 1，总分范围为 2 ~ 10 分。第 20、21 题不计入总分。可能总的得分范围为 17 ~ 100 分。得分越高，肩关节功能越好

4．肩关节病情指数 肩关节病情指数（SSI）由法国肩关节外科医师Patte最早用于肩关节慢性疼痛和功能障碍评价，包括疼痛、功能、力量和满意度，是一个比较全面的肩关节问卷式评估系统。通过公式换算，SSI中疼痛总分为30，功能总分为40，肌力总分为15，日常活动障碍总分为15，在后面为慢性疼痛性肩关节病及活动障碍的老年患者和假体置换术后患者进行了部分调整。其重要性在于它是第一个可以评价日常生活中不同情况下的疼痛程度的评价工具，并且可以根据特定的日常活动来评价功能。但由于Patte医师的早逝，如今这项复杂的评分系统已经被简单的评分工具所取代，该系统未能被广泛推广。

（二）综合评价系统

1．Constant-Murley肩关节评分系统 Constant-Murley肩关节评分系统（CMS）（表6-8）是由医生使用的综合评估系统，是目前全世界范围内使用较广的肩关节功能评价系统。满分100分，分别由疼痛（15分）、肌力（25分）、日常生活活动能力（20分）及肩关节活动度（40分）4个项目组成。分数越高，表示功能越好。其中客观评价指标包括肩关节活动度和肌力（65分），主观评价指标包括疼痛和日常生活活动能力（35分）。该系统被定为欧洲肩关节协会的评分系统。后有Patel等在随访关节镜治疗肩峰下减压的病例时，将CMS去除肌力量表，调整为总分75分的评分，被称为调整的CMS评分或缩减的CMS评分，这样可以避免因肌力评分引起的年龄及性别差异，为多数研究者所认同。

表6-8 Constant-Murley肩关节评分系统（CMS）

姓名 性别 年龄 科室 床号 门诊/住院号

评定项目		评分标准	评定得分
疼痛		无疼痛=15 轻度痛=10 中度痛=5 严重痛=0	
日常生活活动能力	日常生活	全日工作=4	
		正常的娱乐和体育活动=4	
		不影响睡眠=2	
	手的位置	举过头顶部=10 上举到头顶=8 上举到颈部=6 上抬到剑突=4 上抬到腰部=2	

续表

<table>
<tr><th colspan="2">评定项目</th><th colspan="2">评分标准</th><th>评定得分</th></tr>
<tr><td rowspan="15">肩关节
活动度</td><td rowspan="4">肩部
4 种
活动</td><td rowspan="4">151° ～ 180° = 10
121° ～ 150° = 8
91° ～ 120° = 6
61° ～ 90° = 4
31° ～ 60° = 2
0° ～ 30° = 0</td><td>前屈</td><td></td></tr>
<tr><td>后伸</td><td></td></tr>
<tr><td>外展</td><td></td></tr>
<tr><td>内收</td><td></td></tr>
<tr><td rowspan="5">外旋</td><td colspan="2">手放在头后，肘部保持向前 = 2</td><td></td></tr>
<tr><td colspan="2">手放在头后，肘部保持向后 = 2</td><td></td></tr>
<tr><td colspan="2">手放在头顶，肘部保持向前 = 2</td><td></td></tr>
<tr><td colspan="2">手放在头顶，肘部保持向后 = 2</td><td></td></tr>
<tr><td colspan="2">手放在头顶，再充分向上伸直上肢 = 2</td><td></td></tr>
<tr><td>内旋</td><td colspan="2">手背可达肩胛下角（T7 水平）= 10
手背可达 T12 水平 = 8
手背可达腰部（L3 水平）= 6
手背可达腰骶部 = 4
手背可达臂部 = 2
手背可达大腿内侧 = 0</td><td></td></tr>
<tr><td colspan="2">肌力</td><td colspan="2">0 级 = 0
Ⅰ级 = 5
Ⅱ级 = 10
Ⅲ级 = 15
Ⅳ级 = 20
Ⅴ级 = 25</td><td></td></tr>
<tr><td colspan="2">总分</td><td colspan="2"></td><td></td></tr>
</table>

评价标准：
(1) 治愈：肩关节评分≥ 90 分。
(2) 显效：肩关节评分 70 ～ 89 分。
(3) 好转（有效）：肩关节评分 46 ～ 69 分。
(4) 无效：肩关节评分≤ 45 分。

2．Neer 评分系统　Neer 评分系统（表 6-9）是目前应用最广泛的评分系统。其特点是评分中包括了对解剖结构重建的考虑。根据 Neer 百分制评定标准，疼痛：35 分，功能：30 分，运动限制（活动）：25 分，解剖复位：10 分。术后总评定分数≥ 90 分为优，80 ～ 89 分为良，71 ～ 79 分为可，≤ 70 分为差。

表6-9　肩关节Neer评分系统

评价内容	评分
1．疼痛（35 分）	
a．无疼痛，或疼痛可被忽略	35
b．轻微疼痛，偶尔出现，不影响活动	30
c．轻微疼痛，不影响日常活动	25
d．中度疼痛，能忍受，活动能力有减退，需服镇痛药	15
e．疼痛严重影响活动	5
f．疼痛导致完全不能活动	0
2．功能（30 分）	
a．力量	
正常	10
良	8
中	6
差	4
仅有肌肉收缩	2
0 级肌力	0
b．手能触及的范围	
头顶	2
口部	2
腰部	2
对侧腋窝	2
胸罩扣搭	2
c．稳定性	
搬运	2
敲击	2
投掷	2
推	2
举物品过头顶	2
3．运动限制（活动）（25 分）	
a．前屈（矢状面）	
180°	6
170°	5
130°	4
100°	2
80°	1
＜ 80°	0

续表

评价内容	评分
b．后伸（矢状面）	
45°	3
30°	2
15°	1
0°	0
c．外展（冠状面）	
180°	6
170°	5
140°	4
100°	2
80°	1
< 80°	0
d．外旋（从标准解剖学姿势开始，肘关节屈曲）	
60°	5
30°	3
10°	1
< 10°	0
e．内旋（从标准解剖学姿势开始，肘关节屈曲）	
90°（触及 T6）	
70°（触及 T12）	
50°（触及 L5）	
30°（触及背部）	
< 30°	
4．解剖复位（10 分）（包括旋转、成角、关节吻合不佳、大结节上移、内固定断裂、肌炎、骨不连、缺血性坏死）	
无	10
轻度	8
中度	4
重度	0 ~ 2

3．美国肩与肘协会评分系统　美国肩与肘协会评分系统（American Shoulder and Elbow Surgeons Scale，ASES）（表 6-10）是 1993 年美国肩与肘协会研究通过的肩关节功能评价标准。采用基于患者的主观评分，是一个需要换算的百分制系统。满分 100 分。分数越高，表示肩关节功能越好。ASES 评分与年龄相关性低，可信度较高。

表6-10　美国肩与肘协会评分系统[6]

项目	评分
疼痛（占总分的 36%）	
无	5
轻度	4
一般活动后	3
中度	2
重度	1
完全残疾	0
关节稳定性（占总分的 36%）	
正常	5
恐惧感	4
很少半脱位	3
复发性半脱位	2
复发性脱位	1
完全脱位状态	0
关节功能（占总分的 28%）	
正常	4
轻微受限	3
行动不便	2
需他人帮助	1
丧失功能	0

4．牛津大学肩关节评分　牛津大学肩关节评分（OSS）（表 6-11）由 12 个问题组成，包括疼痛、功能及活动。每个问题有 5 个备选答案，情况最好为 1 分，最差为 5 分，总分 12 ～ 60 分。Dawson 等经过长期随访发现，与其他评分比较，OSS 有较好的可信度和敏感度。

表6-11 牛津大学肩关节评分（OSS）[7]

1．在过去4周中，您如何描述因肩关节疾患引起的最严重的疼痛
A．不痛 B．稍痛 C．中等程度痛 D．剧痛 E．疼痛不能忍受
2．在过去4周中，因肩关节疾患，您自己穿衣有无困难
A．没有 B．稍有困难 C．中等程度困难 D．特别困难 E．不能
3．在过去4周中，因肩关节疾患，您上下车有无困难
A．没有 B．稍有困难 C．中等程度困难 D．特别困难 E．不能
4．在过去4周中，您能否同时使用刀和叉
A．是的，很容易 B．稍有困难 C．中等程度困难 D．特别困难 E．不能
5．在过去4周中，您能亲自做家务活吗
A．是的，很容易 B．稍有困难 C．中等程度困难 D．特别困难 E．不能
6．在过去4周中，您能拿着一个装满食物的盘子穿堂入室吗
A．是的，很容易 B．稍有困难 C．中等程度困难 D．特别困难 E．不能
7．在过去4周中，您能用患肢梳头吗
A．是的，很容易 B．稍有困难 C．中等程度困难 D．特别困难 E．不能
8．在过去4周中，您如何描述一般情况下肩关节的疼痛程度
A．不痛 B．稍痛 C．中等程度痛 D．剧痛 E．疼痛不能忍受
9．在过去4周中，您能用患肢在衣橱里挂衣服吗
A．是的，很容易 B．稍有困难 C．中等程度困难 D．特别困难 E．不能
10．在过去4周中，您能清洁并擦干双臂吗
A．是的，很容易 B．稍有困难 C．中等程度困难 D．特别困难 E．不能
11．在过去4周中，肩关节疾患在多大程度上影响您的日常工作（包括做家务活）
A．一点也没有 B．有一点 C．中等程度 D．极大影响 E．完全干扰日常工作
12．在过去4周中，夜间在床上休息，您有没有因肩关节疼痛而受影响
A．没有 B．只有一或两个晚上 C．几个晚上 D．大多数晚上 E．每晚

注：A～E分别换算成1～5分，总分12～60分。分数越高，表示肩关节功能越差

5．加州大学洛杉矶分校肩关节评分系统 加州大学洛杉矶分校（UCLA）有两个评分系统，一个是Ellman用于肩袖损伤修复的终检结果评分（表6-12），总分为35分，其中疼痛10分，功能10分，主动前屈活动度5分，前屈力量5分，患者满意度5分。其中疼痛、功能、患者满意度由患者主观评价。主动前屈活动度和前屈力量由医生体检来客观评价。另一个是用于肩关节置换的结果评定，合并了主动前屈活动度和前屈力量，去掉患者满意度一项。有学者通过相关系数统计分析发现，UCLA评分的各子量表之间相关性低，能较好地避免重复评价。

表6-12　加州大学洛杉矶分校肩关节评分系统[8]

疼痛	评分
持续性疼痛并且难以忍受，经常服用强镇痛药物	1
持续性疼痛可以忍受，偶尔服用强镇痛药物	2
休息时不痛或轻微痛，轻微活动时出现疼痛，经常服用水杨酸制剂	4
仅在重体力劳动或激烈运动时出现疼痛，偶尔服用水杨酸制剂	6
疼痛偶尔出现并且很轻微	8
无疼痛	10
功能	
不能使用上肢	1
仅能轻微活动上肢	2
能做轻家务劳动或大部分日常活动	4
能做大部分家务劳动、开车、梳头、自己更衣，包括系乳罩	6
仅轻微活动受限，能举肩工作	8
活动正常	10
主动前屈活动度	
150° 以上	5
120° ～ 150°	4
90° ～ 120°	3
45° ～ 90°	2
30° ～ 45°	1
＜ 30°	0
前屈力量（徒手）	
5 级（正常）	5
4 级（良）	4
3 级（可）	3
2 级（差）	2
1 级（肌肉收缩）	1
0 级（无肌肉收缩）	0
患者满意度	
满意，较以前好转	5
不满意，比以前差	0

注：总分为 35 分。优：34 ～ 35 分，良：29 ～ 33 分，差：＜ 29 分

6．Wolfgang 评分系统[9] Wolfgang 评分系统是一个最早的肩关节评分系统。分疼痛、活动度（外展）、力量、功能、满意度共 5 项。前 4 项各分 5 级（0 ～ 4），满意度分两级，分别为 1 和 –1，满意加 1 分，不满意减 1 分。这是一个唯一有减分的系统，也是首次使用患者满意度的系统。

7．尚天裕肩关节功能评分 尚天裕肩关节功能评分由尚天裕等用于对肩关节功能及活动的评价，分为优、良、可、差共 4 个等级。优：前屈、外展、上举、内旋、外旋较健侧差 10° ～ 15°。良：外展、上举、内旋、外旋较健侧差 16° ～ 30°，前屈、后伸正常。可：肩关节各方向活动及旋转较健侧差 31° ～ 60°。差：肩关节各方向活动较健侧差 61° 以上。此评分法简单实用，易于掌握，但缺乏疼痛等重要指标，不够全面。

三、特殊疾病评估系统

这类评估系统着重于对某种或某类疾病进行功能评估，也分为问卷形式和综合评估形式两类。

（一）问卷形式

1．关节炎评分系统 此类系统是用来评估关节炎患者的生活质量的。常用的有关节炎等级测量尺度（AIMS）、关节炎等级测量尺度 2（AIMS2）、健康评估问卷（HAQ）及西安大略和麦柯玛斯特大学骨关节炎指数（WOM-AC）。临床应用较少。

2．牛津大学肩关节不稳定评分（OSIS） 该评分从疼痛、功能和活动及自我感觉等方面进行评价，并按照时间从最近 6 个月（第 1 题）、最近 3 个月（第 2 ～ 7 题）和最近 4 周（第 8 ～ 12 题）来分类。该问卷共 12 个问题，涉及症状、对运动和工作的影响、对生活方式的影响以及对情绪的影响。该问卷着重于评价肩部疾病对生活质量的影响。统计学分析显示，OSIS 评分有较好的敏感度和可信度（表 6-13）。

表6-13　牛津大学肩关节不稳定评分（OSIS）[10]

1．在过去的6个月中，您肩关节脱位的频率
A．没有过　B．1次或2次　C．每个月1次或2次　D．每周1次或2次
E．每周多于1次或2次
2．在过去的3个月中，由于肩关节的原因，您穿T恤或套衫有麻烦吗
A．没有　B．稍有麻烦　C．中等程度麻烦　D．特别麻烦　E．不能穿
3．在过去的3个月中，您怎么形容您肩关节最疼痛时的程度
A．不痛　B．稍痛　C．中等程度痛　D．剧痛　E．不能忍受
4．在过去的3个月中，您的肩关节给您的日常生活带来多少麻烦（包括学习、家务活等）
A．没有　B．稍有麻烦　C．中等程度麻烦　D．极大麻烦　E．完全不能进行日常生活
5．在过去的3个月中，由于担心肩关节脱位，您有无避免一些活动
A．没有　B．偶尔　C．有些天　D．大多数天内参与多于一项活动
E．每天参与多项活动
6．在过去的3个月中，有没有因肩关节的问题而使您不能去做一些重要的事情
A．没有　B．偶尔　C．有些天　D．大多数天内参与多于一项活动
E．每天参与多项活动
7．在过去的3个月中，肩关节的问题有没有影响您的社交生活
A．没有　B．偶尔　C．有些天　D．大多数天内　E．每天
8．在过去的4周中，肩关节的问题有没有影响您的体育活动或爱好
A．没有　B．偶尔　C．有些时候　D．大多数时间内　E．一直都在影响
9．在过去的4周中，您想着肩关节的频率
A．没有，除非有人问起　B．偶尔　C．有些天　D．大多数天内　E．每天
10．在过去的4周中，肩关节的问题影响您提重物的能力有多长时间
A．没有　B．偶尔　C．有些天　D．大多数天中　E．每天
11．在过去的4周中，您如何形容您肩关节通常的疼痛程度
A．没有　B．非常轻微　C．轻微　D．中等程度　E．严重
12．在过去的4周中，由于肩关节的原因，夜晚您有没有避免以特定的姿势躺在床上
A．没有　B．仅1或2个晚上　C．有些晚上　D．大多数晚上　E．每晚

注：每个问题有5个备选答案，情况最好为1分，最差为5分，总分为12～60分。分数越高，表示肩关节功能越差

（二）综合评估形式

1．Rowe氏评分系统　Rowe于1978年报道Bankart手术的远期效果时，制订了一个用于评价Bankart损伤后修复的肩关节评分表。该系统满分共100分，其中肩关节稳定性50分，关节活动度20分，功能30分。Rowe氏评分系统（表6-14）主要用于评价肩关节不稳，分数越高，表明肩关节功能越好。Rowe氏评分系统中肩关节稳定性占50分，关节活动度、功能分别占20分和

30 分。肩关节稳定性和关节活动度由医生体检客观评价，功能由患者主观评定。在此系统中，功能不同等级之间相差分数不等，故缺乏客观依据。关节活动度以百分比来评定，对活动受限的百分比难以计算。

表6-14 肩关节Rowe氏评分系统[11]

肩关节稳定性	评分
无复发性脱位、半脱位，恐惧试验阴性	50
恐惧试验阳性	30
半脱位（无需复位）	10
复发性脱位	0
关节活动度	
内旋、外旋、抬高均达到正常	20
内旋、外旋、抬高达到正常的 75%	10
外旋达到正常的 50%，内旋及抬高达到正常的 75%	5
抬高及内旋达到正常的 50%，无法外旋	0
功能	
工作及运动时无明显受限，没有不适感	30
工作及运动时轻微受限，有少许不适感	25
工作及运动时中等受限，有明显不适感	10
工作及运动时明显受限，有疼痛	0

注：分数越高，肩关节稳定性越高，表明肩关节功能越好。总分 100 分，优 90 ~ 100 分，良 75 ~ 89 分，一般 51 ~ 74 分，差≤ 50 分

2．西安大略肩关节不稳定指数（WOSI） Kirkley 等在 1998 年按照 Juniper 等九步法评分系统制订评价肩关节不稳的西安大略肩关节不稳定指数（WOSI）[12]（表 6-15）。此后有 Lo 等[13]于 2001 年发表了西安大略肩关节炎评分指数（WOOS）（表 6-16）以及 Kirkley 等[14]于 2003 年发表了西安大略肩袖疾病评分指数（WORC）（表 6-17）。这三个评分系统在制订方法及形式上相似。Kirkley 等测试认为，WOSI 具有较高的可信度和敏感度。该系统避免因肌力评分引起的年龄及性别差异，为多数研究者所认同。

表6-15　西安大略肩关节不稳定指数（WOSI）[12]

在过去的 1 周中

A 部分：身体症状

1．做举手过头的活动，您的肩关节有多痛

不痛　极痛

2．您的肩关节经历过疼痛或抽动的程度

没有痛　极痛　痛 / 抽动　抽动

3．您的肩关节无力或虚弱的程度

不虚弱　极虚弱

4．您的肩关节因缺乏耐力而感到疲乏的程度

没有疲乏　极疲乏

5．肩关节出现弹响、喀喇声或劈裂声的程度

没有喀喇声　极大喀喇声

6．您的肩关节的僵硬程度

不僵硬　极僵硬

7．因肩关节疾患，您颈部肌肉不舒服的程度

没有不适感　极不适

8．您的肩关节不稳定或松弛感的程度

没有　极不稳定

9．其他肌肉代偿肩关节功能的程度

没有　极大

10．肩关节失去活动范围的程度

没有失去　极大失去

B 部分：工作、运动及娱乐

11．肩关节疾患限制您参加体育或娱乐活动次数的程度

没限制　极大限制

12．肩关节疾患对您需要展现出专能的运动或工作的影响程度（如果同时影响运动和工作，考虑影响较大的那个）

无影响　极大影响

13．活动中您感到需要对手臂进行保护的程度

无　极大

14．举起肩以下水平的重物时的困难程度

没困难　极困难

续表

C 部分：生活方式
15．您对肩关节脱位的恐惧程度
没有 极恐惧
16．维持您期望的健康水平的困难程度
没困难 极困难
17．您与家人或朋友打闹或嬉戏的困难程度
没困难 极困难
18．因肩关节疾患而难以入睡的程度
没困难 极困难
D 部分：情绪满意度
19．您对肩关节的关心程度
不关心 极关心
20．您对肩关节病情加剧的担心程度
不担心 极担心
21．由于肩关节疾患，您感到的沮丧程度
不沮丧 极沮丧

注：WOSI 由 21 个患者自测问题组成，用 100 mm VAS 来作答，每题 100 分，总分 0 ~ 2100 分。分数越高，表示肩关节功能越差

表6-16 西安大略肩关节炎评分指数（WOOS）[14]

在过去的 1 周中
A 部分：身体症状
1．您的肩关节所承受的疼痛程度
不痛 极痛
2．您经历的肩关节持续且令您不安的疼痛的程度
没有疼痛 极痛
3．您的肩关节的虚弱程度
不虚弱 极虚弱
4．您的肩关节僵硬或活动范围受限的程度
没有僵硬 极僵硬
5．肩关节出现研磨声的程度
没有 极大
6．肩关节受天气影响的程度
没有 极大

续表

B 部分：工作、运动及娱乐

7．肩关节疾患使您工作或取高于肩关节水平的物品时的困难程度

没有　极大困难

8．因肩关节疾患而致您举起低于肩关节水平重物（如米袋等）的困难程度

没有　极大困难

9．因肩关节疾患而致您做低于肩关节水平的重复性运动（如擦洗地板等）的困难程度

没有　极大困难

10．因肩关节疾患而致您用力推或拉的困难程度

没有　极大困难

C 部分：生活方式

11．活动后肩关节疼痛加剧的程度

没有　极痛

12．肩关节疾患使您入睡困难的程度

无　极大困难

13．因肩关节疾患而使您整理发型困难的程度

无　极大困难

14．因肩关节疾患而使您维持预期健康生活水平困难的程度

无　极大困难

15．因肩关节疾患而影响您做手插进 T 恤后面、拿裤子后面口袋内的钱包或系扣子等动作困难的程度

无　极大困难

16．因肩关节疾患而使您穿衣或脱衣困难的程度

无　极大困难

D 部分：情绪满意度

17．由于肩关节疾患，您感到沮丧的程度

没有　极大沮丧

18．对未来肩关节病患进展状况的担心程度

不担心　极担心

19．您感觉自己成为他人负担的大小程度

一点也没有　极大负担

20．由于肩关节疾患，您感到挫折感的程度

没有　极大挫折感

21．您对因肩关节疾患而影响您工作的担心程度

无　极关心

注：WOOS 由 21 个患者自测问题组成，用 100 mm VAS 来作答，每题 100 分，总分 0 ~ 2100 分。分数越高，表示肩关节功能越差

表6-17 西安大略肩袖疾病评分指数（WORC）[15]

在过去的1周中

A部分：身体症状

1．您的肩关节所承受的疼痛程度

没有疼痛 极痛

2．您的肩关节经历的持续且令您不安的疼痛的程度

没有疼痛 极痛

3．您的肩关节的虚弱程度

不虚弱 极虚弱

4．您的肩关节僵硬或活动范围受限的程度

没有僵硬 极僵硬

5．肩关节出现挤压声、喀喇声或研磨声对您的困扰程度

没有困扰 极大困扰

6．因肩关节疾患，您颈部肌肉不舒服的程度

没有不适感 极不适

B部分：运动及娱乐

7．肩关节疾患对您健康水平的影响程度

没有 极大影响

8．肩关节疾患引起您做俯卧撑或其他肩关节力量锻炼的困难程度

没困难 极困难

9．肩关节疾患对您投掷能力的影响程度

没有 极大

10．患肢与其他人或其他事物进行联系的困难程度

没困难 极困难

C部分：工作

11．肩关节疾患对您进行日常家务的限制程度

没限制 极大限制

12．肩关节疾患使您进行高于肩关节工作的困难程度

没困难 极困难

13．健肢对患肢的代偿程度

无 持续存在

14．举起肩以下水平的重物时的困难程度

没困难 极困难

D部分：生活方式

15．因肩关节疾患而使您难以入睡的程度

没有 极困难

16．因肩关节疾患而使您整理发型的困难程度

没困难 极困难

续表

17．您与家人或朋友打闹或嬉戏的困难程度
没困难 极困难
18．穿衣或脱衣的困难程度
没困难 极困难
E 部分：情绪满意度
19．由于肩关节疾患，您感到的沮丧程度
不沮丧 极沮丧
20．由于肩关节疾患，您感到挫折感的程度
没有 极大
21．您对因肩关节疾患而影响您工作的担心程度
无 极关心

注：WORC 由 21 个患者自测问题组成，用 100 mm VAS 来作答，每题 100 分，总分 0 ~ 2100 分。分数越高，肩关节功能越差

3．美国矫形外科学会评定标准　使用 Neer 百分评定系统对因骨折进行肩关节置换的患者进行功能评定，其标准如下。优秀：患者热衷手术并积极使用关节，主动抬肩在正常侧的 35% 以内，旋转在正常侧的 90% 以内，没有明显疼痛。满意：患者满意，仅偶尔疼痛或天气变化时疼痛，能较好地满足日常使用功能，主动抬肩在 90° 水平以上，旋转达正常的 50%。不满意：任何一项没有达到满意结果。

4．纽约特种外科医院肩关节系统　纽约特种外科医院肩关节系统首次用于关节镜下肩峰成形术的功能评价。其中疼痛 30 分，功能受限 28 分，压痛 5 分，撞击征 32 分，活动度 5 分。该系统给疼痛和撞击 62% 的权重，显示对撞击损伤的重视。

（吴玖斌　李嘉钰）

参考文献

[1] Ware J E，Snow K K，Kosinski M，et al. SF-36 health survey. Manual and interpretation guide［M］. Boston：The Health Institute，New England Medical Center，1993.

[2] Hunt S M，McKenna S P，McEwen J，et al. The Nottingham health profile：subjective health status and medical consultations［J］. Soc Sci Med，1981，15（3 Pt 1）：221-229.

[3] Matsen F A. Early effectiveness of shoulder arthroplasty for patients who have

primary glenohumeral degenerative joint disease [J]. Am J Bone Joint Surg, 1996, 78 (2): 261-264.

[4] Roach K E, Budiman-Mak E, Songsiridej N, et al. Development of a shoulder pain and disability index [J]. Arthritis Care Research, 1991, 4 (4): 143-149.

[5] L'Insalata J C, Warren R F, Cohen S B, et al. A self-administered questionnaire for assessment of symptoms and function of the shoulder [J]. Am J Bone Joint Surg, 1997, 79 (5): 738-748.

[6] Richards R R, An K-N, Bigliani L U, et al. A standardized method for the assessment of shoulder function. Am J Bone Joint Surg, 1994, 3 (6): 347-352.

[7] Dawson J, Fitzpatrick R, Carr A. Questionnaire on the perceptions of patients about shoulder surgery [J]. Br J Bone Joint Surg, 1996, 78 (4): 593-600.

[8] Amstutz H C, Sew Hoy A L, Clarke I C. UCLA anatomic total shoulder arthroplasty [J]. Clin Orthop Relat Res, 1981, 155: 7-20.

[9] Dawson J, Fitzpatrick R, Carr A. Questionnaire on the perceptions of patients about shoulder surgery [J]. Br J Bone Joint Surg, 1996, 78: 593-600.

[10] Dawson J, Fitzpatrick R, Carr A. The assessment of shoulder instability: the development and validation of a questionnaire [J]. Br J Bone Joint Surg, 1999, 81 (3): 420-426.

[11] Rowe. A rating system for Bankart repair, The Western Ontario Rotator Cuff Index. Clin J Sport Med, 2003, 13 (2): 84-92.

[12] Kirkley A, Griffin S, McLintock H, et al.The development and evaluation of a disease-specific quality of life measurement tool for shoulder instability: the Western Ontario shoulder instability index (WOSI) [J]. Am J Sports Med, 1998, 26 (6): 764-772.

[13] Lo I K Y, Griffin S, Kirkley A. The development of a disease-specific quality of life measurement tool for osteoarthritis of the shoulder: The Western Ontario Osteoarthritis of the Shoulder (WOOS) index [J]. Osteoarthritis Cartilage, 2001, 9 (8): 771-778.

[14] Kirkley A, Alvarez C, Griffin S. The development and evaluation of a disease-specific quality-of-life questionnaire for disorders of the rotator cuff: the Western Ontario rotator cuff index [J]. Clin J Sports Med, 2003, 13 (2): 84-92.

第三部分

临床常用治疗方案及靶向治疗

第七章　肩周炎中医分型治疗

一、肩周炎的病因和病机

肩周炎属中医“漏肩风”“冻结肩”“五十肩”等范畴，多发于50岁左右的中年人群，多因长期的劳损、外伤，或肩部外露、贪凉，导致肩关节及其周围肌肉、肌腱、韧带、腱鞘、滑膜囊等软组织的急性和慢性损伤或退行性变，致使局部产生无菌性炎症，从而引起肩部疼痛和功能障碍。

《黄帝内经素问》上古天真论云：（女）五七，阳明脉衰，面始焦，发始堕；六七，三阳脉衰于上，面皆焦，发始白；七七，任脉虚，太冲脉衰少，天癸竭，地道不通，故形坏而无子也。（男）五八，肾气衰，发堕齿槁。六八，阳气衰竭于上，面焦，发鬓颁白。七八，肝气衰，筋不能动，天癸竭，精少，肾藏衰，形体皆极。

《灵枢·经脉》：手阳明脉“上肩，出髃骨肱骨头之前廉”；手太阳脉“出肩解，绕肩胛，交肩上”；手少阳脉“循臑外，上肩”。根据三阳脉衰于上的经络辨证，肩前外侧疼痛者属手阳明大肠经证；肩外侧疼痛者属手少阳三焦经证；肩后侧处疼痛者属手太阳小肠经证。

由此可知，肩周炎病在骨、筋和肌肉，而肾主骨，肝主筋，脾主肌肉。人至中年以后，五脏阳气虚损，然阳气者，内化精微，养于神气，外为柔奭，以固于筋，阳气之精养神如同营气化血一样，阳气中最精华的部分在上，供养神的功能，阳气之柔的部分养筋，是由属阴的营养物质营养筋经。筋骨肌肉皆失温养，腠理疏松，营卫失调，风、寒、湿邪乃得乘虚而入，病邪日久不去，则更变生痰浊、瘀血，以致有形之邪，阻于经隧，致使血脉周流不畅，血不营筋，遂致气血阻滞而成肩痹。其特点为疼痛日轻夜重，患肢恶风寒，肩关节呈不同程度僵直，手臂上举、前伸、外旋、后伸等动作均受限。迁延日久，患处肿胀、粘连，甚至出现肩部肌肉萎缩。肩周炎的治疗以温阳散寒、健脾益气、补益肝肾为原则，佐以活血化瘀、化痰通络。

二、辨证分型治疗

（一）风寒闭阻型

主证：肩部疼痛，发病急，病程较短。疼痛局限于肩部，多为钝痛或隐痛。上肢活动不受限，局部发凉，得温则舒，遇冷加重。舌苔白，脉浮或紧。

主证分析：正气不足之人，腠理疏松，风寒侵袭于肩部的肌肤经络，痹阻于肩部，使肩部气血运行不利，不通则痛，不荣则痛，故见肩部疼痛，局部发凉。因病程短，风寒仅袭肌表，故其痛较轻。苔白，脉浮或紧，均为寒邪在肌表之证。

治则：祛风散寒，通络止痛。

方药：蠲痹汤加减[1]。

制草乌 15 g（先煎）、制川乌 15 g（先煎）、鬼箭羽 15 g、石楠藤 15 g、
秦艽 12 g、白芍 15 g、当归 15 g、桑枝 20 g、
羌活 12 g、威灵仙 10 g、甘草 10 g。

出处：清代程钟龄《医学心悟》。

方解：方中制草乌、制川乌为君药祛风散寒，搜剔经络中的风寒邪气；石楠藤、秦艽、桑枝、羌活、威灵仙通络止痛，配以鬼箭羽活血、理气止痛；当归、白芍活血，和营止痛；甘草缓和川乌、草乌之性以防伤正气。诸药共奏祛风散寒、通络止痛之功。

蠲痹汤的实验研究：

1．蠲痹汤对炎性因子的影响　通过蠲痹汤干预佐剂性类风湿关节炎大鼠病理模型的实验研究[2]发现，蠲痹汤可抑制炎性细胞因子 TNF-α、IL-1β 的表达，促进抗炎细胞因子 IL-10 的分泌，从而减轻炎症反应，有效改善大鼠关节炎指数。

2．蠲痹汤对滑膜组织的影响　蠲痹汤对胶原诱导性关节炎大鼠的动物模型影响的研究[3]发现，蠲痹汤能调节细胞凋亡机制，使大鼠模型血清和滑膜组织中 Fas 低表达，FasL 高表达，从而有效地诱导滑膜细胞凋亡，抑制滑膜增生。

（二）寒湿凝滞型

主证：肩部疼痛，昼轻夜甚，病程较长，因痛而不能举肩，肩部感寒冷、麻木、沉重、畏寒，得暖稍减。舌淡胖，苔白腻，脉弦滑。

主证分析：患者脾肾阳虚，正气不足，或因冒雨涉水，感受寒湿之邪侵及，滞留局部。日久寒湿内结，致使局部经脉闭阻，故见局部疼痛、麻木；寒凝邪实，故疼痛剧烈、畏寒；湿性重着，故有沉重感，得温则痛稍减。舌淡胖，苔白腻，脉弦滑均为寒湿之证。

治则：散寒解表，升津舒筋。

治法：祛风散寒，除湿止痛。

方药：葛根汤加减[4]。

葛根 30 g、桂枝 12 g、白芍 15 g、姜黄 15 g、
羌活 12 g、独活 15 g、桑枝 20 g、红花 12 g、
川芎 12 g、生姜 10 g、大枣 10 枚、甘草 10 g。

出处：东汉张仲景《金匮要略》。

方解：方中葛根为君药解肌散寒，生津通络；辅以桂枝疏散风寒，和营止痛；白芍、甘草生津养液，缓急止痛；姜黄、羌活、独活、桑枝通络止痛；红花、川芎活血止痛；生姜、大枣调和脾胃，鼓舞脾胃生发之气。湿甚加薏苡仁、海桐皮；筋缩不利加木瓜，诸药配伍，共奏散寒解表、升津舒筋之功效。

葛根汤的实验研究[5]：

葛根汤的抗炎、镇痛作用：葛根汤对佐剂关节炎大鼠的原发性和继发性关节肿胀均有抑制作用，其作用可能与下调关节组织炎性因子 IL-1β、TNF-α 和 PGE_2 的含量有关。

（三）气滞血瘀型

主证：病久肩痛或肩部外伤，痛有定处，夜间痛甚，局部疼痛剧烈，呈针刺样，拒按，肩关节活动受限或局部肿胀，皮色紫暗，面色灰暗，舌质紫暗，脉弦细涩。

主证分析：肩部外伤，局部经络损伤，气血不畅；或久痛入络，血脉瘀阻，故见局部疼痛剧烈，呈针刺样且有定处，拒按，或肿胀，皮色紫暗，舌质紫暗，脉弦细涩均为血瘀之证。

治则：活血化瘀、通络止痛。

方药：血府逐瘀汤加减[6]。

柴胡 10 g、桃仁 12 g、红花 10 g、当归 10 g、
生地黄 15 g、川芎 10 g、桔梗 10 g、赤芍 10 g、
枳壳 10 g、桂枝 10 g、桑枝 20 g、秦艽 12 g、
甘草 6 g。

出处：清代王清任《医林改错》。

方解：此方的配伍特点，一是活血与行气相伍，既行血分瘀滞，又解气分郁结；二是祛瘀与养血同调，则活血而无耗血之虑，行气又无伤阴之弊；三是升降兼顾，既能升达清阳，又可降泄下行，使气血和调。方中桃仁破血行滞而润燥，红花活血化瘀以止痛，共为君药；桂枝、桑枝活血通经，引血上行；赤芍、川芎、生地黄、当归养血益阴，清热活血；桔梗、枳壳，一升一降，条畅气机；柴胡疏肝解郁，升达清阳，与桔梗、枳壳同用，尤善理气行滞，使气行则血行；甘草调和诸药。诸药配伍，共奏活血化瘀、通络止痛之功效。

血府逐瘀汤的实验研究[7]：

1．改善微循环，抗休克　对微循环作用的观察表明，血府逐瘀汤经消化道给药后，能明显改善由高分子右旋糖酐造成的大鼠急性微循环障碍，并可防止由于微循环紊乱而致的血压急剧下降。血府逐瘀汤有活血化瘀、改善微循环、增加组织和器官血流灌注量的作用。

2．凝血作用和抗凝作用　本方静脉制剂在试管内可缩短复钙时间、凝血酶原和凝血酶凝固时间，对血小板有解聚作用，并能复活肝清除能力。

（四）气血亏虚型

主证：肩部疼痛麻木，疼痛隐隐，劳累加重，休息减轻，神疲乏力，局部肌肉萎缩，肢体软弱无力，肌肤不泽，心慌，气短，舌淡，苔薄白，脉细弱无力。

主证分析：久病体弱，气血亏虚，外邪乘虚侵袭，闭阻经络，肩部筋脉失于荣养，故见肩酸痛、麻木、肢软乏力、肌肤不泽、肌肉萎缩、神疲乏力。舌淡、脉细弱无力均为气血亏虚之证。

治则：益气温经、和血通痹。

方药：黄芪桂枝五物汤加减[8]。

黄芪 30 g、秦艽 12 g、桂枝 12 g、当归 12 g、
白芍 12 g、川芎 10 g、生地黄 12 g、生姜 18 g、大枣 4 枚。

出处：东汉张仲景《金匮要略》。

湿甚加薏苡仁、海桐皮；筋缩不利加木瓜、鸡血藤、忍冬藤；痛甚加全蝎。

方解：本方黄芪益气、温经、通络，方中的桂枝可辛温助心阳，通经络，改善肩关节周围筋骨、经络等的血运，驱除肌表之邪，以缓解疼痛；当归、川芎、白芍、生地黄养血柔筋；生姜味辛，以佐桂枝、合芍药，调和阴阳，温养血脉；合大枣养胃气而发汗，以祛肌肉、筋骨之邪。寒甚加秦艽、羌活、独活、附子祛除里寒之邪，温经止痛，治风痹等肢体麻木；筋缩不利加木瓜、鸡血藤、忍冬藤；痛甚加全蝎。诸药配伍，共奏益气温经、血通痹之效。

黄芪桂枝五物汤的实验研究[9]：

黄芪桂枝五物汤通过补益气血、温阳散寒，调节骨关节炎大鼠免疫低下状态，并通过调节血液中免疫相关细胞因子 IL-4 等，诱导 HIF-1α、iNOS 及关节处 TGF-β_1 表达的变化，从而触发机体的信号转导因子，调节关节软骨处蛋白多糖的含量，进一步抑制Ⅱ型胶原及软骨下骨的破坏，修复软骨细胞的凋亡，对骨关节炎发挥正向的调节作用。

（五）肝肾亏虚型

主证：肩部酸痛、麻木，肢体软弱无力，劳累加重，休息减轻，头晕，目眩，腰膝酸软，五心烦热或面色晄白，舌光少苔，脉沉细无力。

主证分析：多由久病耗伤，或禀赋不足，或房劳过度，或过服温燥劫阴之品而致精血亏损，不能濡养筋脉而致头晕，目眩，腰膝酸软。筋失所养日久，血不荣筋则出现肩部麻木、无力症状。舌光少苔，脉沉细无力亦为肾阴不足之证。

治法：补肾益髓、养血通络。

方药：左归丸加减[10]。

熟地黄 20 g、山药 20 g、当归 15 g、川芎 10 g、
黄芪 20 g、党参 15 g、菟丝子 15 g、羌活 10 g、
鹿角霜 10 g、枸杞子 10 g、桑枝 20 g、桂枝 10 g。

出处：明代张景岳《景岳全书》。

方解：方中重用熟地黄、枸杞子补肾益精，鹿角霜为血肉有情之品，滋补肝肾、益精养血，偏于补阳，在补阴之中配伍补阳药，意在“阳中求阴”，菟丝子性平补肾，山药补脾益阴、滋肾固精；佐党参、黄芪、当归、川芎养血柔

筋，羌活、桑枝、桂枝温经，通络，止痛。

左归丸的实验研究[11]：

1. 对免疫系统的作用　有研究发现，不同剂量的左归丸可影响小鼠脾Treg亚群及相关细胞因子的表达，因而认为左归丸对Treg亚群具有免疫调节作用，这种调节效应与左归丸应用的剂量密切相关。左归丸能够影响自然衰老大鼠$CD4^{+}T$细胞白细胞介素（IL）-2基因启动子的CpG位点甲基化水平。左归丸能通过抑制DNMTs活性，降低IL-2基因SET1区域甲基化水平，促进IL-2表达。左归丸能够抑制EAE小鼠Th17细胞分化而起到抗感染的作用。

2. 对成骨过程的作用　以左归丸含药血清对骨髓间充质干细胞（BMMSC）进行干预，发现左归丸可能通过增强ALP、TGF-β1、Smad4蛋白的表达，进而影响TGF-β1/Smad4信号途径，从而协同诱导剂（地塞米松）促进BMMSC的成骨诱导。左归丸含药血清可通过去甲基化的表观遗传修饰调控机制促进BMMSC向成骨细胞分化。牛膝可诱导鳞状上皮细胞（ASC）向软骨细胞方向分化，山药可诱导ASC向成骨细胞方向分化。

三、各家学说

（一）从肝论治[12]

明末清初的中医学家傅山认为“肩臂痛，手经病，肝气郁”，从而确立了肩周炎平肝散风、去痰通络的治疗原则。李可老中医在此基础上配伍生黄芪120 g及桂枝、桃仁、红花、地龙等药物，以达到益气活血、通络止痛的功效。

主证：肩臂抬举疼痛无力，夜间痛甚，得温则舒，神疲乏力，局部肌肉萎缩，面色㿠白，舌淡、苔厚腻，脉沉滑。

治则：平肝散风、去痰通络。

方药：

当归 90 g、白芍 90 g、羌活 10 g、秦艽 10 g、
半夏 10 g、白芥子 10 g、陈皮 15 g、柴胡 15 g、
附子 3 g。煎好以黄酒兑服。

方解：方中重用当归、白芍以养血和血，半夏、白芥子、陈皮化痰，羌活、秦艽祛风，附子温寒，柴胡解郁，黄酒行血。

（二）从痰论治[13、14]

宋代王璆《百一选方》治中脘留伏痰饮，臂痛难举，手足不能转移，背上凛凛恶寒者。喻嘉言《医门法律》曰："痰药方多，惟此方立见功效。"痰饮流入四肢，令人肩背酸痛，两手罢软，误以为风，则非其治，宜导痰汤加木香、姜黄各五分。轻者指迷茯苓丸，重者控涎丹。

主证：症见两臂疼痛，手不能上举，或两手疲软，或转动不利，或筋脉挛急而痛，或背上凛凛恶寒，或痰多气喘，或四肢浮肿，舌苔白腻，脉弦滑等。

主证分析：伏痰在内，中脘停滞，脾气不流行，上与气搏，四肢属脾，脾滞而气不下，故上行攻臂。

治则：燥湿行气、软坚消痰。

方药：

茯苓 30 g、半夏 15 g、枳壳 15 g、芒硝 3 g、
生姜 10 g。

方解：半夏燥湿除痰，茯苓渗湿化痰，佐枳壳行气，宽肠中之气，水饮上泛溢于手臂，故以此下行肺气，芒硝软坚润燥，使结滞之伏痰消解而下泄，姜汁糊丸姜汤送下，取其开胃化痰，亦制半夏之毒。

（刘国胜）

参考文献

[1] 钟志明. 蠲痹汤治疗肩周炎（肩痹）[N]. 中国中医报，2017-08-25（005）.
[2] 俞琦，蔡琨，王文佳. 蠲痹汤对类风湿关节炎大鼠模型细胞因子的影响 [J]. 中国民族民间医药，2015，24（14）：1-2.
[3] 叶霖，皮慧，王友莲. 蠲痹汤对胶原诱导性关节炎大鼠血清和滑膜 Fas/FasL 系统的影响 [J]. 山西医药杂志，2017，46（5）：503-506.
[4] 陈达，陈志远，谢陈孙. 加味葛根汤联合手法整复治疗肩周炎寒湿痹阻证临床观察 [J]. 新中医，2018，50（3）：108-111.
[5] 周军，方素萍，齐云，等. 葛根汤对佐剂性关节炎大鼠关节液炎症介质的影响 [J]. 中国实验方剂学杂志，2001，7（3）：29-31.
[6] 瞿佶，萧枫，李鑫. 血府逐瘀汤加减配合手法治疗肩周炎 60 例 [J]. 上海中医药杂志，2003（12）：25-26.

[7] 郭良年．血府逐瘀汤临床应用探讨［J］．辽宁中医药大学学报，2011，13（10）：124-126.
[8] 蒋文勇，谭文进，黎丽娴．黄芪桂枝五物汤配合艾灸治疗肩周炎临床观察［J］．新中医，2013，45（10）：93-94.
[9] 赵乐，李艳彦，王永辉，等．黄芪桂枝五物汤对阳虚寒凝型骨关节炎大鼠免疫相关细胞因子的影响［J］．中国实验方剂学杂志，2017，23（7）：160-166.
[10] 王绵之．王绵之方剂学讲稿［M］．北京：人民卫生出版社，2005：315-316.
[11] 尹芳，王璐，金国琴．左归丸的临床应用与实验研究进展［J］．江苏中医药，2017，49（10）：82-85.
[12] 孙其新．返朴归真研经方——李可学术思想探讨之一［J］．中医药通报，2006（6）：10-15.
[13] 罗运环，魏森，高学清．火针联合指迷茯苓丸治疗痰饮内停型肩周炎 30 例［J］．陕西中医药大学学报，2018，41（2）：74-76.
[14] 温秉强．黄芪寄生汤合指迷茯苓丸治疗肩周炎 45 例［J］．现代中西医结合杂志，2007，27：3961.

第八章　肩周炎中医综合疗法医案分析

一、临床医案一

患者，男性，66岁。主因右肩关节疼痛、活动受限半年入院治疗。

【入院查体】 右肩局部稍肿胀，未见明显方肩畸形，皮肤颜色正常，皮温正常，局部浅静脉无怒张，右肩峰处、右冈下肌压痛，右冈上肌压痛，右喙突压痛，右肱二头肌腱压痛，右上肢纵轴叩击痛阴性，右侧搭肩试验阴性，右桡动脉搏动可触及，手指活动可，末梢血运可。双上肢皮肤及感觉无明显减弱。左手握力Ⅴ级，右手握力Ⅴ级。左肱二头肌反射、右肱二头肌反射、左肱三头肌反射、右肱三头肌反射、左桡骨膜反射、右桡骨膜反射对称引出，左霍夫曼征、右霍夫曼征未引出。右肩关节活动度：前屈60°，后伸10°，外展70°，内收20°，内旋20°，外旋30°。VAS评分8分。

【入院诊断】 肩袖损伤（图8-1～图8-3）。

【分期治疗原则】 根据患者入院查体情况，患者目前由于风寒之邪客于肩部血脉筋肉，引起拘急疼痛。《内经》：经脉流行不止，环周不休，寒气入经而稽迟，泣而不行，客于脉外则血少，客于脉中则气不通，故卒然而痛。由于寒凉导致肩关节及其周围的肌肉、肌腱、韧带慢性损伤，从而引起肩部疼痛和功能障碍。根据中医“以痛为先”的治疗原则，早期首先选用针刀除痛，配合臭氧注射联合术中手法治疗肩关节疼痛。对局部粘连、病灶进行剥离和松解，同时配合臭氧注射消除炎症，改善血液循环，从而促进炎性物质的吸收，以恢复肩关节的力学平衡。后期运用传统叶氏九步正骨手法联合中药治疗，可以缓解右肩痉挛肌肉，改善损伤部位的血液循环，促进局部组织新陈代谢，改善肩关节的功能及活动。

【治疗】

（一）第一阶段治疗

针刀、臭氧注射联合术中手法治疗[1]。

1．患者取左侧卧位，右侧肩胛骨治疗区常规以聚维酮碘消毒3遍，取右

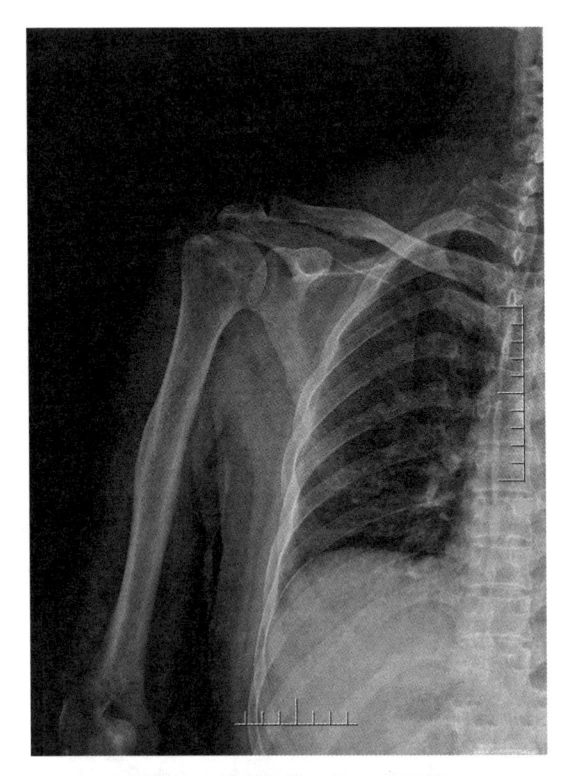

图 8-1　右肩关节正位 X 线图像

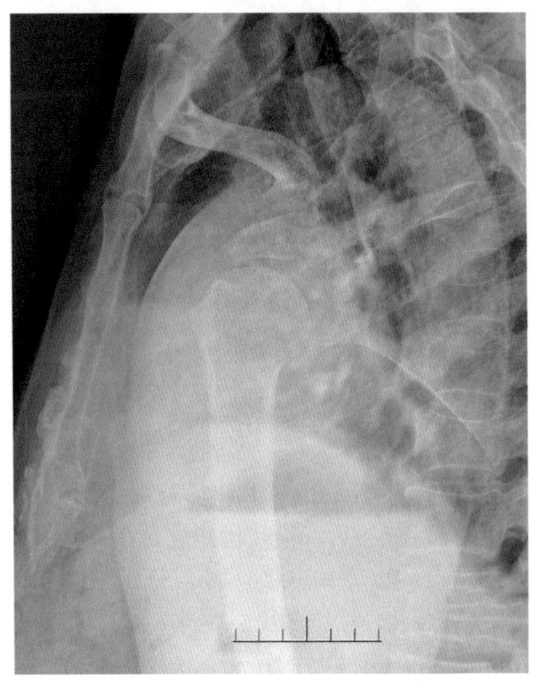

图 8-2　右肩关节侧位 X 线图像

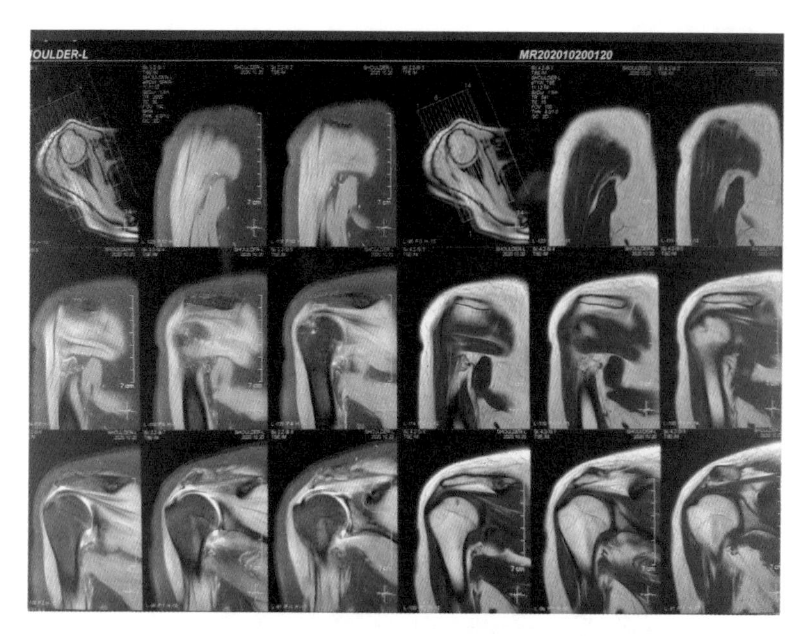

图 8-3 右肩关节 MRI 图像

右冈上肌腱肩袖部损伤

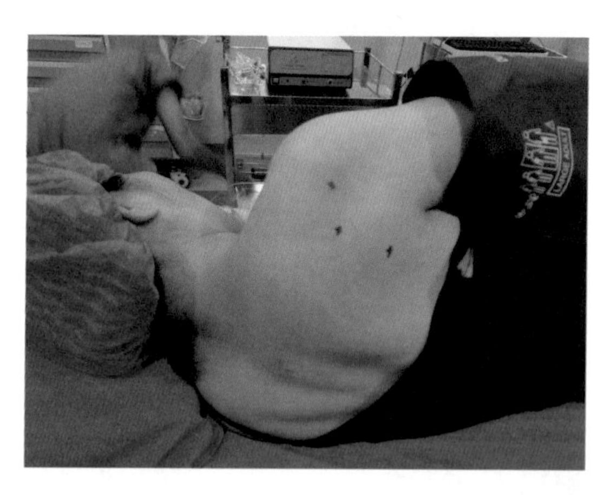

图 8-4 右肩冈下肌压痛点

肩冈下肌压痛点（图 8-4）处行 1% 利多卡因注射液局部浸润麻醉，后使用针刀，使刀口线与冈下肌纤维走行平行，刀体与背部皮面呈 90°，使刀锋直指并进达肩胛骨骨面上，行纵行疏通后，横行剥离，范围不超过 0.5 cm。再连接电外科能量平台（KYKY-YT99D 型）电极（图 8-5），予以 2 W 进行病灶运动刺激，确认射频范围内无运动神经，予以 5 W、7 W、9 W 各 5 秒治疗，然后于病灶处缓慢注入疼痛液 1 ml（由复方倍他米松注射液 1 ml，盐酸利多卡因注射液 4 ml，氯化钠注射液 3 ml 配制）及浓度为 30 μg/ml 的臭氧 5 ml，用无菌敷料外敷穿刺孔。

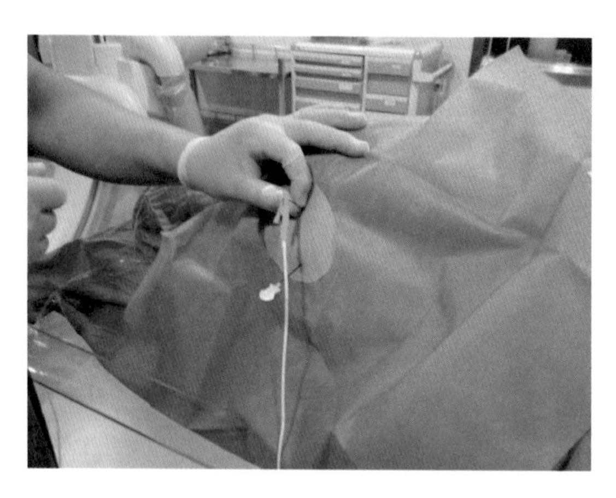

图 8-5　电外科能量平台电极

2．取右肩冈上肌压痛点处行 1% 利多卡因注射液局部浸润麻醉。使用针刀，使刀口线与冈上肌肌纤维平行，刀体与皮面呈 90°，使刀锋直指并进达冈上肌止点周围，行纵行疏通后，横行剥离，范围不超过 0.5 cm。再连接电外科能量平台（KYKY-YT99D 型）电极，予以 2 W 进行病灶运动刺激，确认射频范围内无运动神经，予以 5 W、7 W、9 W 各 5 秒治疗，然后于病灶处缓慢注入疼痛液 1 ml（由复方倍他米松注射液 1 ml，盐酸利多卡因注射液 4 ml，氯化钠注射液 3 ml 配制）及浓度为 30 μg/ml 的臭氧 5 ml，用无菌敷料外敷穿刺孔。

3．取右肩肩胛下肌止点处行 1% 利多卡因注射液局部浸润麻醉（图 8-6）。

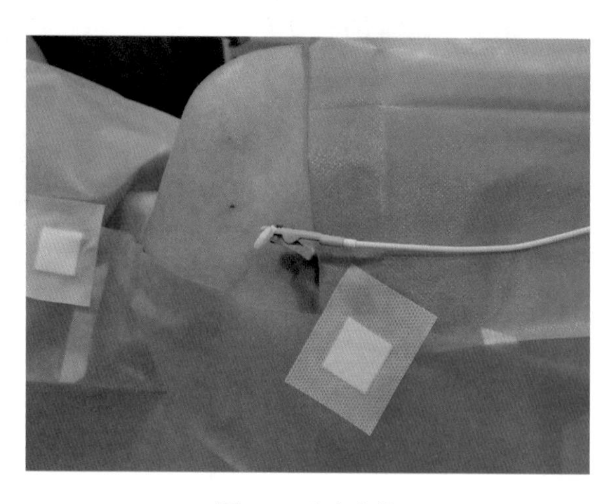

图 8-6　痛点定位

使用针刀，使刀口线与肩胛下肌肌纤维平行，刀体与皮面呈 90°，使刀锋直指并进达肱骨骨面上，行纵行疏通后，横行剥离，范围不超过 0.5 cm。再连接电外科能量平台（KYKY-YT99D 型）电极，予以 2 W 进行病灶运动刺激，确认射频范围内无运动神经，予以 5 W、7 W、9 W 各 5 秒治疗，然后于病灶处缓慢注入疼痛液 1 ml（由复方倍他米松注射液 1 ml，盐酸利多卡因注射液 4 ml，氯化钠注射液 3 ml 配制）及浓度为 30 μg/ml 的臭氧 5 ml，用无菌敷料外敷穿刺孔。再取肩峰下穿刺点，用 1% 利多卡因注射液进行局部麻醉后，刺入关节腔，回抽未抽出液体，注入浓度为 30 μg/ml 的臭氧 10 ml，反复推抽 3 次（消除滑膜炎性变），用无菌敷料外敷穿刺孔。

4．取右肩喙突压痛点处行 1% 利多卡因注射液局部浸润麻醉。使用针刀，使刀口线与喙突长轴平行，刀体与皮面呈 90°，使刀锋直指并进达喙突骨面上，行纵行疏通后，范围不超过 0.5 cm。再连接电外科能量平台（KYKY-YT99D 型）电极，予以 2 W 进行病灶运动刺激，确认射频范围内无运动神经，予以 5 W、7 W、9 W 各 5 秒治疗，然后于病灶处缓慢注入疼痛液 1 ml（由复方倍他米松注射液 1 ml，盐酸利多卡因注射液 4 ml，氯化钠注射液 3 ml 配制）及浓度为 30 μg/ml 的臭氧 5 ml（图 8-7），用无菌敷料外敷穿刺孔。

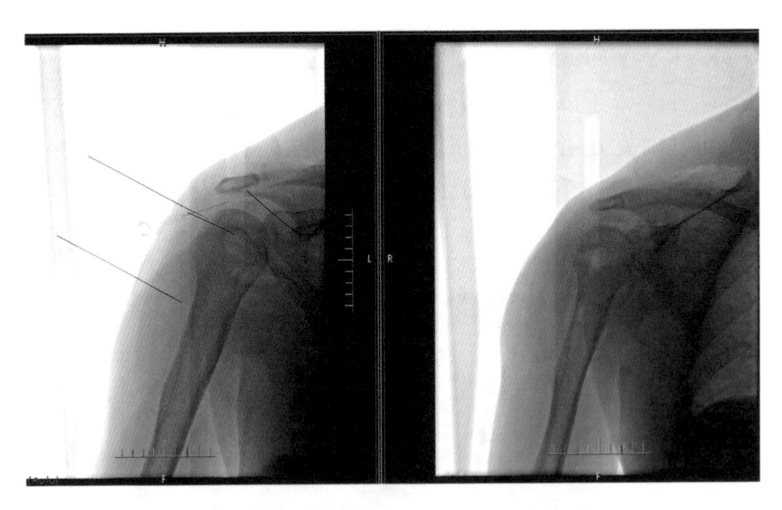

图 8-7 肩关节正位介入臭氧注射后影像

5．术中手法

(1) 外展牵伸法（图 8-8）

体位：患者平卧于床上，术者立于患者患侧。

手形：术者双手握住患者腕部。

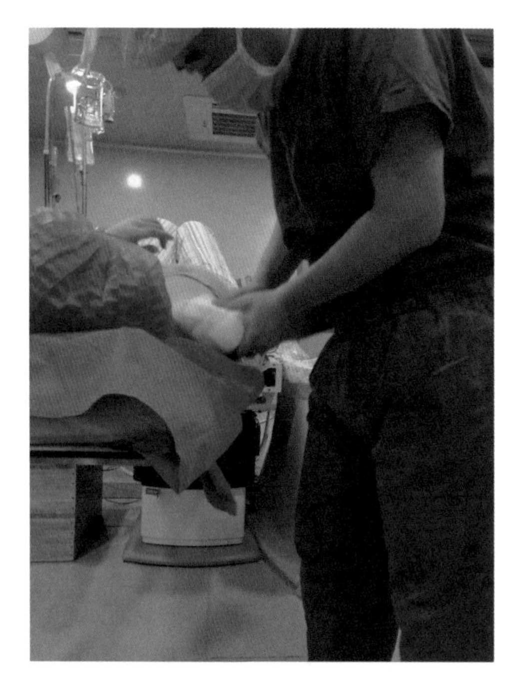

图 8-8　外展牵伸法

发力部位：双手，握力。

发力方向：术者双手沿患者上肢指向远端，保持这个牵引力的同时再将牵引力转向患者头侧方向。

手法操作：嘱患者平卧于床上，术者双手握住患者腕部，将患者右侧上肢外展，并牵拉患者腕部给予右侧肩关节一牵伸力，使右侧肘关节做被动屈伸，进行上肢在外展位上的牵伸运动。

（2）前屈上举牵伸法（图 8-9）

体位：患者平卧于床上，术者立于患者患侧。

手形：术者一手握住患者腕部，另一手握住患者上臂。

发力部位：双手，握力。

发力方向：术者双手的牵引力对抗患者自身的重力，先沿患者上肢指向远端，保持这个牵引力的同时，再将牵引力转向患肢前上方向。

手法操作：嘱患者平卧于床上，术者一手握住患者腕部，另一手握住患者上臂。将患侧上肢前屈，以术者握手腕的手为动点，给予患侧肩关节一牵伸力，使患侧上肢做被动前屈，进行上肢在前屈上举位上的牵伸运动。

（3）外展内旋牵伸法（图 8-10）

体位：患者平卧于床上，术者立于患者患侧。

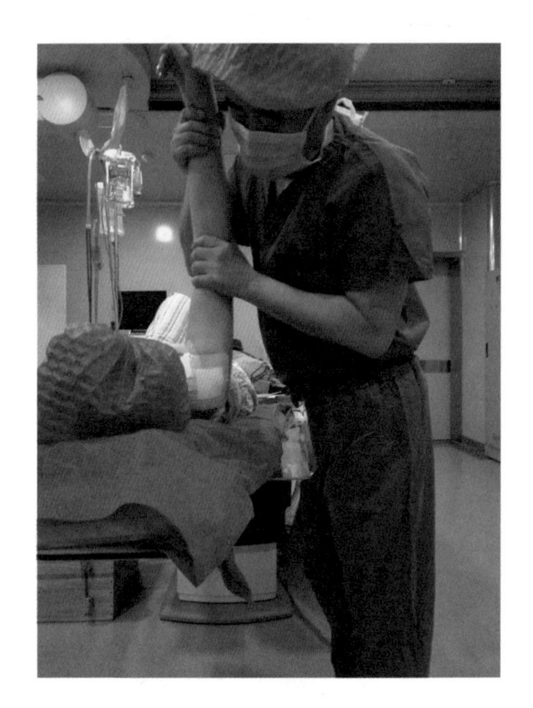

图 **8-9** 前屈上举牵伸法

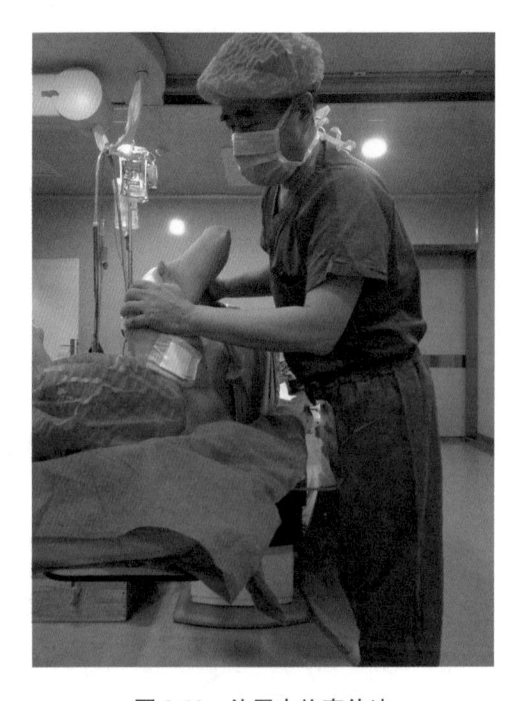

图 **8-10** 外展内旋牵伸法

手形：术者一手（定点）固定患者肘关节，另一手（动点）握患者腕部。

发力部位：术者握于患者腕部的手。

发力方向：先外展，再内旋。

手法操作：嘱患者平卧于床上，使患肢屈肘 90° 并行外展内旋运动。当患者做此运动到最大限度时，术者一手固定患者肘关节，另一手握患者腕部，运用定点和动点双手，使患者腕部做后背运动，从而在上臂内旋内收时拉伸肩关节。

疗效：好转 [2]。

第一阶段治疗后第 2 天，患者右肩关节局部肿胀消失，未见明显方肩畸形，皮肤颜色正常，皮温正常。右肩峰、右冈下肌压痛，右冈上肌压痛，右喙突压痛，右肱二头肌腱压痛均较前减轻。双上肢皮肤感觉无明显减弱，左手握力 V 级，右手握力 V 级。左肩关节活动度：上举 120°，前屈 90°，后伸 20°，外展 80°，内收 30°，内旋 30°，外旋 40°。VAS 评分 5 分。

体会：利用电外科能量平台治疗肩周炎，患者疼痛症状改善较明显，病程短、VAS 评分在 5 分以下。患者一次治疗后疼痛症状可缓解，但对于粘连而导致功能及活动障碍明显的患者的功能改善欠佳，所以后期多配合传统正骨手法，改善肩关节的功能及活动。

（二）第二阶段治疗

叶氏九步正骨手法联合中药治疗。

1. 手法治疗　手法治疗以舒筋通络、解痉止痛为原则，采用叶氏九步正骨手法中摇臂、叩揉、捏拿、大旋、运肩、活络手法，可以缓解右肩痉挛肌肉，改善损伤部位的血液循环，促进局部组织新陈代谢，改善肩关节的功能及活动。

叶氏九步正骨手法具体操作 [3] 参见第三章。

体会：采用叶氏九步正骨手法治疗肩周炎，推拿主要采用按、揉、推、拿、点、捏等手法，作用于人体体表的特定部位，以调节机体的生理、病理功能，改善人体血液循环，促进新陈代谢，以达到疏通经络、推行气血、扶伤止痛、祛邪扶正、调和阴阳的疗效。一般说来，推拿无不良反应，故亦无绝对禁忌证，但对软组织有感染性炎症、骨关节结核、肿瘤、占位性病变或有出血倾向者，应列为推拿禁忌，不宜施行手法治疗。医师在操作时要全神贯注，意到手到。推拿手法由浅入深，由轻到重，缓中有力，外柔内刚。医患配合要默契，根据患者的耐受情况做手法的相应调整，医师应具有扎实的医学理论与系统的基本功，否则难以收到良好的疗效。

2．中药治疗

中医查体：患者神志清楚，语言清晰，呼吸均匀，痛苦面容，形体正常，毛发及指甲润泽，未闻及咳嗽、太息，无痰涎及呕吐，未扪及瘰疬及瘿瘤，皮肤无斑疹及疮疡，右肩部疼痛及活动受限，遇寒加重，得温则舒，日轻夜重，无明显视物模糊和耳鸣，腹部胀满，无恶寒及发热，纳差，烦躁，不寐，情绪低落，二便可，舌淡、苔白、微腻，脉沉细。

病机分析：肩部疼痛因三阳脉衰于上，血行之道不得宣通，瘀积不散，则为肿为痛。疼痛日轻夜重是因为血为阴，入夜阴盛，致瘀凝气滞。烦躁、不寐、情绪低落为少阳之气郁滞必及于肝，影响肝则魂不安舍，影响胃则“胃不和则夜不安”所以虚烦不得眠。腹部胀满为脾虚不运而致。

治则：益气温经、和经通痹。

方药：黄芪桂枝五物汤加减。

黄芪 30 g、桂枝 10 g、当归 12 g、川芎 10 g
陈皮 10 g、枳壳 10 g、柴胡 10 g、丹皮 10 g
白芍 15 g、白术 15 g、茯苓 10 g、羌活 10 g
秦艽 10 g、甘草 10 g

出处：东汉张仲景《金匮要略》。

方解：

君药：黄芪、桂枝——益气、温经。

臣药：柴胡、当归、丹皮、白芍、川芎——疏肝、养血、柔筋。
羌活、秦艽——通络、止痛。

佐药：白术、茯苓、陈皮、枳壳——理气健脾。

使药：甘草——调和诸药。

疗效：痊愈。

第二阶段治疗后，患者左肩关节局部肿胀消失，未见明显方肩畸形，皮肤颜色正常，皮温正常。左肩峰、左冈上肌及冈下肌压痛消失，左三角肌中束中点压痛消失，双上肢皮肤感觉无明显减弱，左手握力 V 级，右手握力 V 级，左肩关节活动度：上举 150°，背伸 30°，外展 90°，内收 30°，内旋 40°，外旋 40°。VAS 评分 0 分（图 8-11，图 8-12）。

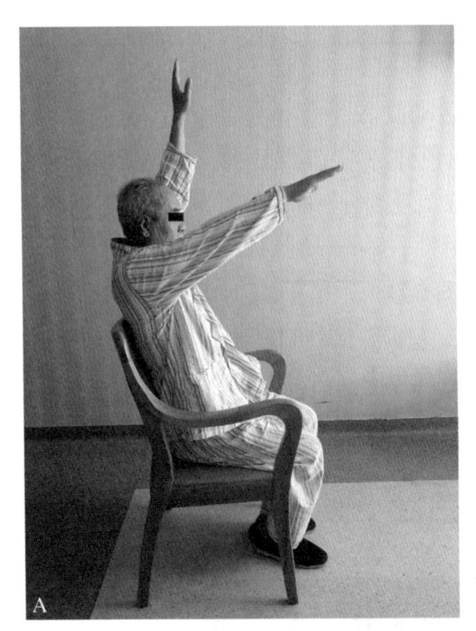

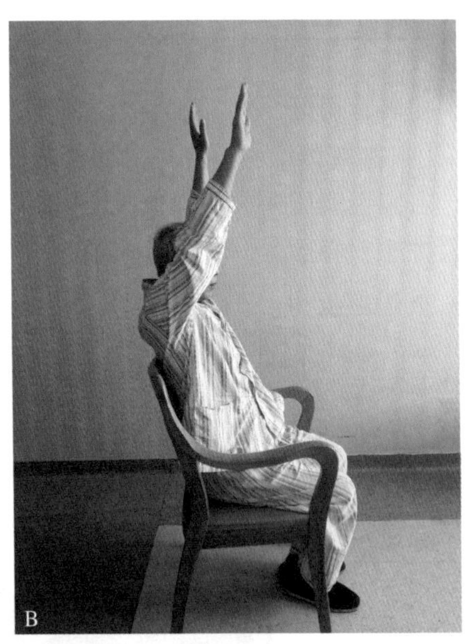

图 8-11 前屈及上举

A．治疗前；B．治疗后

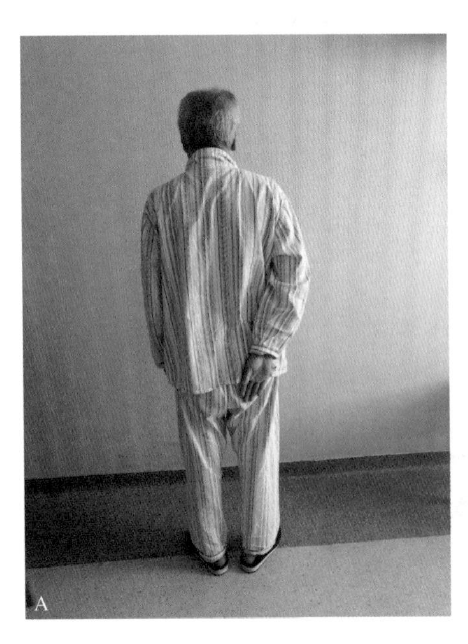

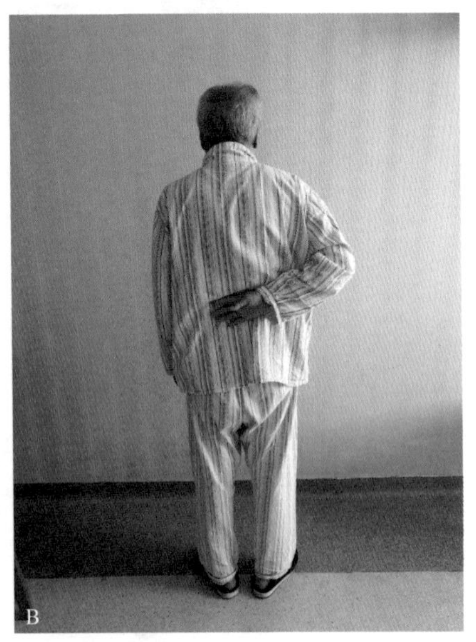

图 8-12 背伸及内旋

A．治疗前；B．治疗后

二、临床医案二

患者，男性，50 岁。右肩部疼痛、活动受限半年，加重 2 个月余。

【入院查体】右肩部无肿胀，皮肤颜色正常，皮温正常，局部浅静脉无怒张，右冈下肌压痛，右冈上肌压痛，右肱二头肌长头肌腱处压痛，右肩部未触及骨擦感、骨擦音，右上肢纵轴叩击痛阴性，右桡动脉搏动可触及，手指活动可，末梢血运可。双上肢皮肤感觉无明显减弱，左手握力 V 级，右手握力 V 级。左肱二头肌反射、右肱二头肌反射、左肱三头肌反射、右肱三头肌反射、左桡骨膜反射、右桡骨膜反射对称引出。右肩关节活动度：前屈 90°，上举 100°，后伸 15°，外展 70°，内收 20°，内旋 15°，外旋 15°。VAS 评分 6 分。

【既往史】 身体健康。

【入院诊断】 肩周炎（图 8-13、图 8-14）。

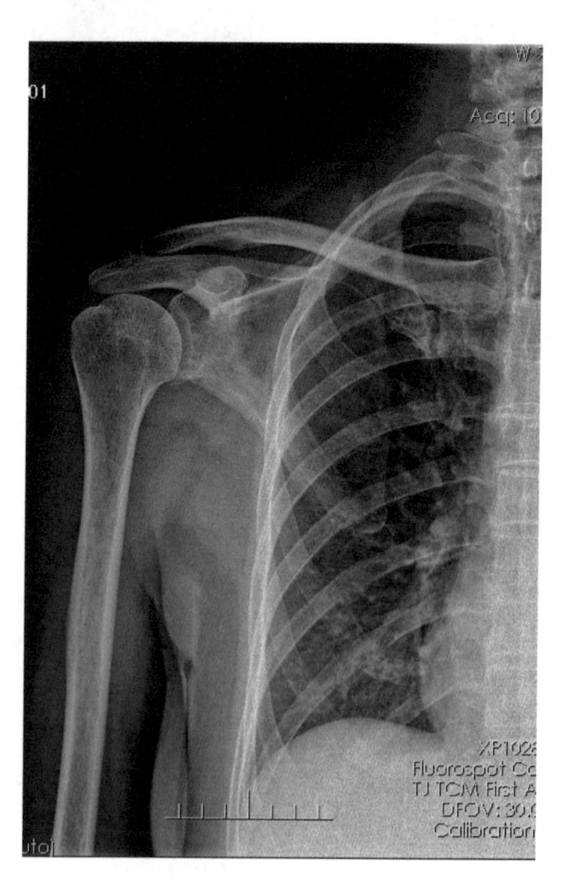

图 8-13 右肩正位 X 线图像

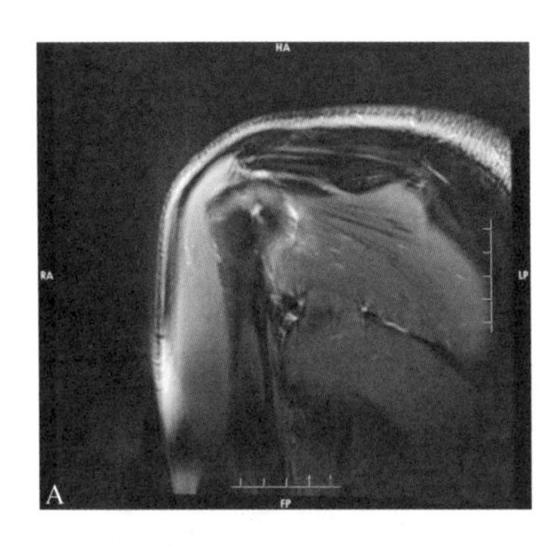

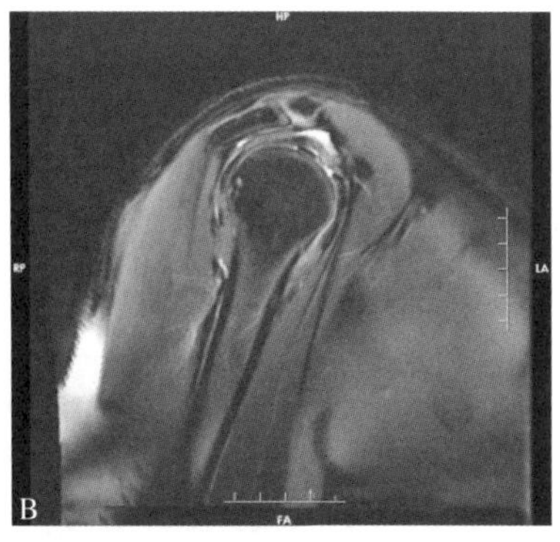

图 8-14　MRI 示右肩粘连性关节炎、冈上肌腱变性

【治疗】

1．盂肱关节滑动手法

体位：患者仰卧于整脊床上。

手形：术者双手握于患者肱骨近端。

发力部位：双上肢，复合发力。

发力方向：双手前后推力，与沿上肢长轴的持续牵引力（图 8-15）。

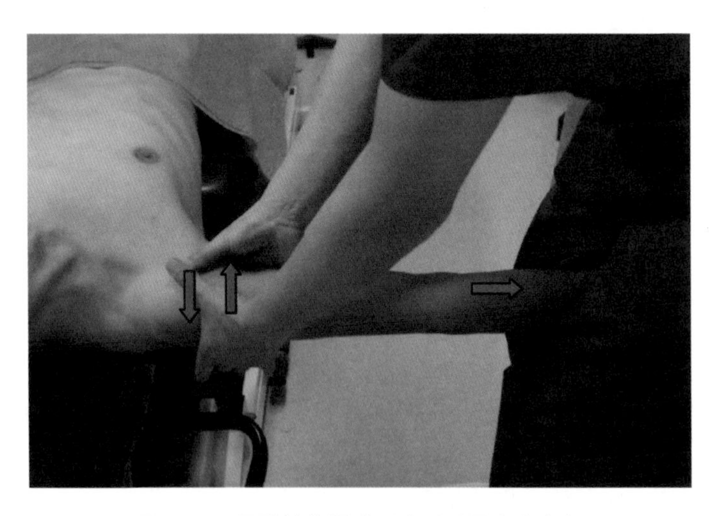

图 8-15　盂肱关节滑动手法手形及发力方向

手法操作：术者站于患者右侧，患者右上肢外展。术者双手握于患者肱骨近端，微屈双膝，夹住患肢肱骨远端内、外上髁部。在双膝夹住并牵引肱骨的同时，双手从前向后，或从后向前推挤肱骨近端，同时使患肩做被动外展内收，前屈后伸活动。

2．外展牵伸法

体位：患者左侧卧于整脊床上，右侧向上，术者立于患者背侧。

手形：术者右手握住患者腕部，左手虎口部握住患者肱骨近端。

发力部位：右上肢屈伸肌群。

发力方向：沿右上肢纵轴方向（图 8-16）。

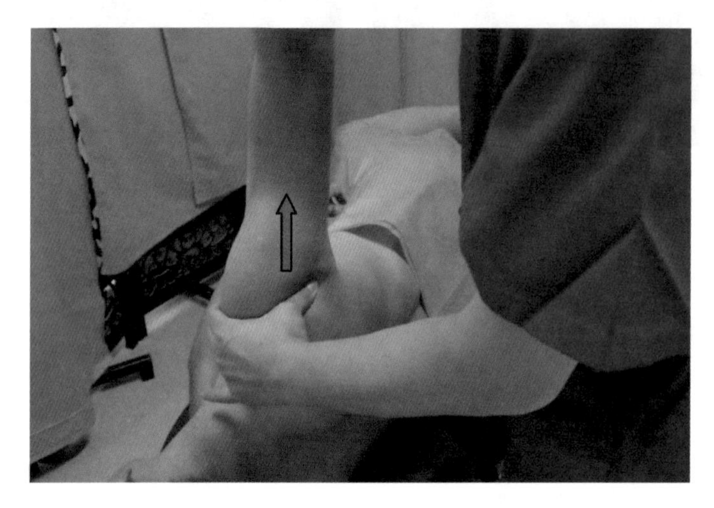

图 8-16 外展牵伸法手形及发力方向

手法操作：嘱患者左侧卧于整脊床上，右侧向上。术者右手握住患者腕部，将右侧上肢外展，以术者握手腕的手为动点，给予右侧肩关节一牵伸力，并尽可能做外展位上的牵伸运动。

3．跨躯体内收外旋法

体位：患者左侧卧于整脊床上，右侧向上，术者立于患者背侧。

手形：术者右手固定于患者右腕关节处，左手固定于患者右肩关节。

发力部位：术者右手。

发力方向：沿着水平面向内及向外（图 8-17）。

手法操作：嘱患者左侧卧于整脊床上，术者立于患者背侧，使患肢屈肘 90° 并行前屈、内收、外旋运动，当患者做此运动达最大限度时，术者右手固定患者右腕部，屈曲肘关节，左手握患者肩关节，运用定点和动点双手，使患者肩关节内收及外旋。

4．跨躯体外展内旋法

体位：患者左侧卧于整脊床上，右侧向上，术者立于患者背侧。

手形：术者左手固定患者右肩关节，右手握住患者右肘部。

发力部位：术者右手。

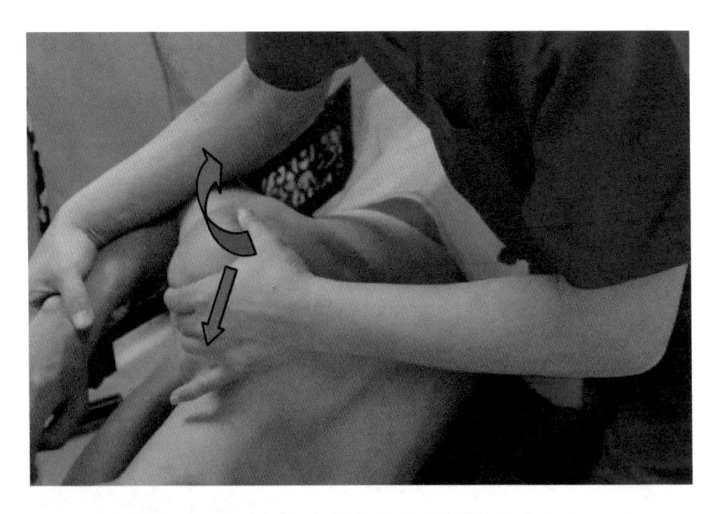

图 8-17　跨躯体内收外旋法手形及发力方向

发力方向：向外及沿背部向左侧（图 8-18）。

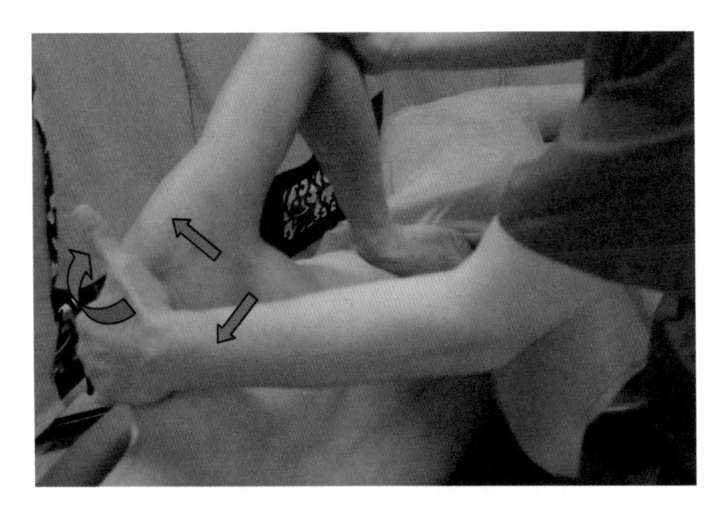

图 8-18　跨躯体外展内旋法手形及发力方向

手法操作：患者左侧卧于整脊床上，右肘关节屈曲，术者立于患者背侧，术者左手固定患者右肩关节，右手握住患者右肘部，运用定点和动点双手，使患者右肩关节外展，于患者背侧内旋及内收右肩关节。

5．反手于背归合挤压法

体位：患者左侧卧于整脊床上，右侧向上，术者立于患者背侧。

手形：术者双手十指交叉，形成半球状，紧扣患侧肩关节。

发力部位：双手掌。

发力方向：前方和后方（图 8-19）。

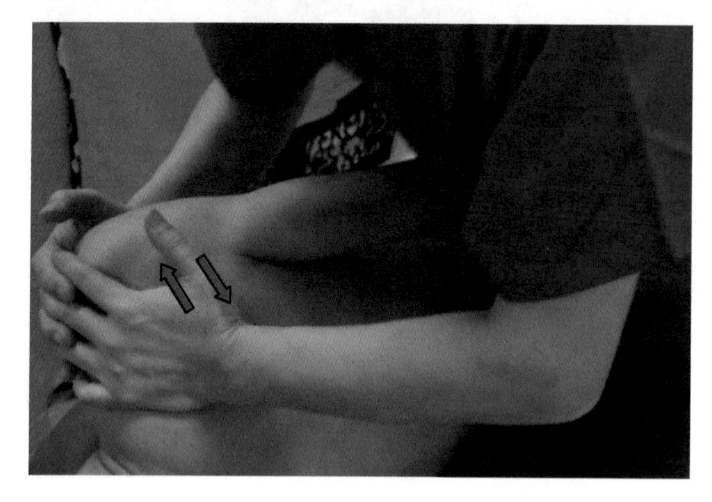

图 8-19　反手于背归合挤压法手形及发力方向

手法操作：患者左侧卧于整脊床上，右肩朝上，术者立于患者背侧。将患者右侧上肢屈肘并反手于后背。术者侧身面朝患者枕部方向，双手十指交叉，形成半球状，紧扣于患侧肩关节，双手的大、小鱼际肌紧贴肩关节并同时给予前后一归合力。

【治疗经过】

本例患者采用三维动态牵伸回旋法治疗：盂肱关节滑动手法、外展牵伸法、跨躯体内收外旋法、跨躯体外展内旋法、反手于背归合挤压法，每日 1 次，共 7 次。右肩关节活动度：前屈 90°，上举 110°，后伸 30°，外展 120°，内收 40°，内旋 40°，外旋 40°。VAS 评分 1 分。

【手法解析】

肩关节的活动是由盂肱关节、胸锁关节、肩锁关节、肩胛骨胸壁关节的联合运动组成的。盂肱关节为多轴关节，有屈、伸、内收、外展、旋内、旋外六组肌肉，同一肌肉又有两种以上的作用，且肱骨头的面积远大于关节盂的面积，它的固定基本上靠其周围的肌肉、韧带及关节囊来完成。肌肉的基本功能是弹性的单一方向的收缩与延伸，加之肩关节为人体活动范围最大的关节，而为了适应肩关节大幅度、多方向的活动，肩部某些肌肉在某个位置受到方向变化的影响，特别是在持重情况下不断受到非正常的牵引力矩作用，使肌腱的受力情况处于不利状态，产生叠加现象。造成肩关节运动障碍的原因是患肩存在一个与肌肉收缩力反方向而其力量超过肌肉最大收缩力的“粘连力”。冻结状态下，肩关节活动受限表现为在各方向活动均受限，其中以外展、内旋、外旋受限更为明显。要恢复肩关节的运动功能，消除“粘连力”，最有效的方法就是应用手法松解。

肩关节活动受限与关节囊紧张部位之间有密切关系，其中上方关节囊紧张可限制盂肱关节内收；下方关节囊紧张可限制盂肱关节外展；后下方关节囊紧张可限制盂肱关节屈曲、上举及肢体外展时内旋；后上方关节囊紧张可限制盂肱关节内收和内旋；前上方关节囊和喙肱韧带紧张可限制体侧外旋；后方关节囊紧张可限制跨躯体内收；前下方关节囊紧张可限制肢体外展时外旋；针对这一临床病理特点，三维动态牵伸回旋法将肩关节各个方向上的运动（三维运动）降为三个面上的一维运动。其中外展牵伸法对下方关节囊的紧张起到松解作用，并对肩关节外展起主要作用的三角肌和冈上肌有直接的牵拉作用。跨躯体内收外旋法对后方关节囊的紧张起到松解作用，并对肩关节内收及外旋起主要和辅助作用的冈下肌、大圆肌、小圆肌和肱二头肌长头肌腱、三角肌后部纤维有直接的牵拉作用。跨躯体外展内旋法对后下方关节囊的紧张起到松解作用，并对肩关节外展及内旋起主要和辅助作用的三角肌、冈上肌、肩胛下肌和大圆肌有直接的牵拉作用。回旋手法采用牵拉状态下内旋与外旋盂肱关节，范围从小到大，最后达到患肩异常末端，使肩袖、关节囊、滑膜囊及韧带各个不同点和面受到牵拉回旋并得以松解。

三维动态牵伸回旋法遵循骨正筋柔，筋柔则骨正的手法原则，通过松解力“突破”黏滞力，解除粘连、挛缩来达到恢复肩关节活动和功能的目的。

三、临床医案三

患者，女性，56 岁。因左肩关节疼痛 3 年，加重 1 个月入院治疗。

【入院查体】左肩关节未见明显方肩畸形，局部稍肿胀，皮肤颜色正常，皮温正常，局部浅静脉无怒张。左冈下肌及冈上肌止点压痛明显，左三角肌前束止点压痛，左上肢纵轴叩击痛阴性，左侧搭肩试验阴性，桡动脉搏动可触及，手指活动可，末梢血运可。双上肢皮肤感觉无明显减弱，左手握力 V 级，右手握力 V 级。左肱二头肌反射、右肱二头肌反射、左肱三头肌反射、右肱三头肌反射、左桡骨膜反射、右桡骨膜反射对称引出。左肩部疼痛，为隐痛，劳累后加重，休息后减轻。神疲乏力，肢体软弱无力，肌肤不泽，心慌，气短，活动明显受限，日轻夜重，无明显视物模糊及耳鸣，脘痞腹胀，无恶寒及发热，胃纳可，寐欠安，小便可，大便干燥，舌淡、苔白腻，脉沉细无力。左肩关节活动度：前屈 90°，上举 120°，后伸 10°，外展 90°，内收 20°。VAS 评分 6 分。

【入院诊断】肩周炎（左）（图 8-20 ~ 8-22）。

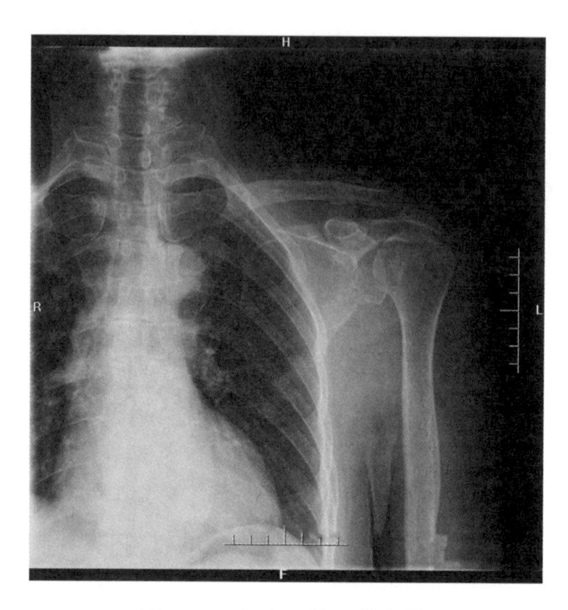

图 8-20 左肩正位 X 线图像

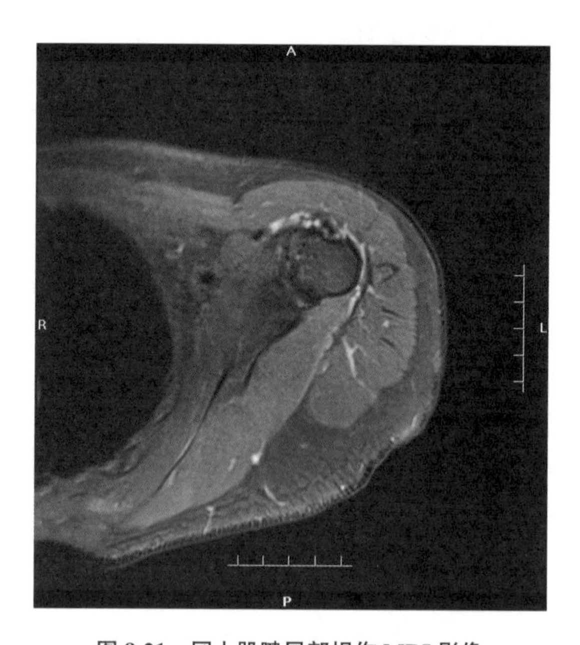

图 8-21 冈上肌腱局部损伤 MRI 影像

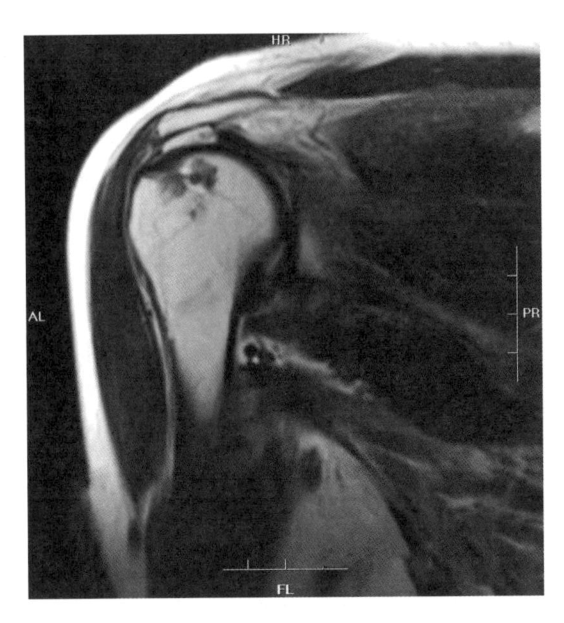

图 8-22 肱骨头局部骨皮质下多发囊变 MRI 影像

【治疗】

（一）第一阶段治疗

第一阶段采用针刀、臭氧注射联合术中手法治疗。

1．患者取右侧卧位，左侧肩胛骨治疗区常规聚维酮碘消毒 3 遍，取左肩冈上肌止点压痛点处行 1% 利多卡因注射液局部浸润麻醉，然后使用针刀，使刀口线与冈上肌肌纤维平行，刀体与皮面呈 90°，使刀锋直指并进达冈上肌止点周围，行纵行疏通后，横行剥离，范围不超过 0.5 cm。再连接电外科能量平台电极，予以 2 W 进行病灶运动刺激，确认射频范围内无运动神经，予以 5 W、7 W、9 W 各 5 秒治疗，然后于病灶处缓慢注入疼痛液 1 ml（由复方倍他米松注射液 1 ml，盐酸利多卡因注射液 4 ml，氯化钠注射液 3 ml 配制）及浓度为 30 μg/ml 的臭氧 5 ml，用无菌敷料外敷穿刺孔。

2．患者取右侧卧位，左侧肩胛骨治疗区常规聚维酮碘消毒 3 遍，取左肩冈下肌压痛点处行 1% 利多卡因注射液局部浸润麻醉，然后使用针刀，使刀口线与左冈下肌纤维走行平行，刀体与背部皮面呈 90°，使刀锋直指并进达肩胛骨骨面上，行纵行疏通后，横行剥离，范围不超过 0.5 cm。再连接电外科能量平台电极，予以 2 W 进行病灶运动刺激，确认射频范围内无运动神经，予以 5 W、7 W、9 W 各 5 秒治疗，然后于病灶处缓慢注入疼痛液 1 ml（由复方倍他米松注射液 1 ml，盐酸利多卡因注射液 4 ml，氯化钠注射液 3 ml 配制）及浓度为 30 μg/ml 的臭氧 5 ml，用无菌敷料外敷穿刺孔。

3. 取左肩三角肌前束止点行 1% 利多卡因注射液局部浸润麻醉，然后使用针刀，使刀口线与三角肌前束止点纤维平行，刀体与皮面呈 90°，使刀锋直指并进达三角肌前束止点周围，行纵行疏通后，横行剥离，范围不超过 0.5 cm。再连接电外科能量平台电极，予以 2 W 进行病灶运动刺激，确认射频范围内无运动神经，予以 5 W、7 W、9 W 各 5 秒治疗，然后于病灶处缓慢注入疼痛液 1 ml（由复方倍他米松注射液 1 ml，盐酸利多卡因注射液 4 ml，氯化钠注射液 3 ml 配制）及浓度为 30 μg/ml 的臭氧 5 ml，用无菌敷料外敷穿刺孔。

（二）第二阶段治疗

第二阶段治疗采用中药治疗。

中医查体：患者神志清楚，语言清晰，呼吸均匀，痛苦面容，形体正常，未闻及咳嗽及太息，无痰涎及呕吐，未扪及瘰疬及瘿瘤，皮肤无斑疹及疮疡，左肩部疼痛，为隐痛，劳累后加重，休息后减轻，神疲，乏力，肢体软弱无力，肌肤不泽，心慌，气短，活动明显受限，日轻夜重，无明显视物模糊及耳鸣，脘痞腹胀，无恶寒及发热，纳可，寐欠安，小便可，大便干燥，舌淡、苔白腻，脉沉细无力。

病机分析：肩部疼痛为血行之道不得宣通，瘀积不散，则为肿为痛。疼痛日轻夜重是因为血为阴，入夜阴盛，致瘀凝气滞，故疼痛日轻夜重。劳累后加重，休息后减轻，神疲，乏力，肢体软弱无力，肌肤不泽，心慌，气短，舌淡，脉沉细无力为久病体弱，气血亏虚，便秘为脾虚不运。

治则：益气温经、和血通痹。

方药：黄芪桂枝五物汤加减。

炙黄芪 30 g，白芍 30 g，当归 20 g，羌活 10 g
桂枝 15 g，陈皮 10 g，半夏 10 g，芥子 15 g
秦艽 10 g，桃仁 12 g，川芎 10 g，甘草 10 g

出处：东汉张仲景《金匮要略》。

方解：

君药：炙黄芪——益气、温经、通络。

臣药：桂枝——辛温助心阳，通络止痛。

桂枝、白芍，调和阴阳，温养血脉。

佐药：当归、川芎、白芍、桃仁——养血、活血、柔筋。

陈皮、半夏、芥子——理气化痰。

羌活、秦艽——通络止痛。

使药：甘草——调和诸药。

治疗后患者左肩关节肿胀消失，皮肤颜色正常，皮温正常，局部浅静脉无怒张，左冈下肌压痛消失，冈上肌止点压痛消失，左三角肌前束止点压痛消失，左侧搭肩试验阴性，桡动脉搏动可触及，手指活动可，末梢血运可。双上肢皮肤感觉无明显减退，左手握力Ⅴ级，右手握力Ⅴ级，左肱二头肌反射、右肱二头肌反射、左肱三头肌反射、右肱三头肌反射、左桡骨膜反射、右桡骨膜反射对称引出。左肩关节活动度：前屈 90°，上举 140°，后伸 20°，外展 120°，内收 30°。VAS 评分 0 分。

疗效：治愈。

四、临床医案四

患者，男性，64 岁。主因左肩关节疼痛 1 年，加重伴左肩关节活动受限 2 个月余入院治疗。

【入院查体】左肩关节未见肿胀及畸形。左肩广泛压痛，以冈上肌、肱二头肌上端及冈下肌压痛，双上肢皮肤感觉无明显减退，左臂丛神经牵拉试验阴性，右臂丛神经牵拉试验阴性，左颈前屈旋转试验阴性，右颈前屈旋转试验阴性，左椎间孔挤压试验阴性，右椎间孔挤压试验阴性，左手握力Ⅲ级，右手握力Ⅴ级，左肱二头肌反射、右肱二头肌反射、左肱三头肌反射、右肱三头肌反射、左桡骨膜反射、右桡骨膜反射对称引出。左肩关节活动度：前屈 60°，后伸 10°，外展 30°，内收 20°，内旋 10°，外旋 10°。VAS 评分 8 分。

【既往史】 脑梗死病史 2 年，高血压病史 10 余年，冠心病病史 2 年余。

【入院诊断】肩周炎（图 8-23、图 8-24）。

【治疗】

（一）第一阶段治疗

第一阶段采用针刀、臭氧注射联合术中手法治疗。

1．患者取右侧卧位，左侧肩胛骨治疗区常规聚维酮碘消毒 3 遍，取左肩冈下肌压痛点处行 1% 利多卡因注射液局部浸润麻醉，然后使用针刀，使刀口线与左冈下肌肌纤维走行平行，刀体与背部皮面呈 90°，使刀锋直指并进达肩胛骨骨面上，行纵行疏通后，横行剥离，范围不超过 0.5 cm。再连接电外科能

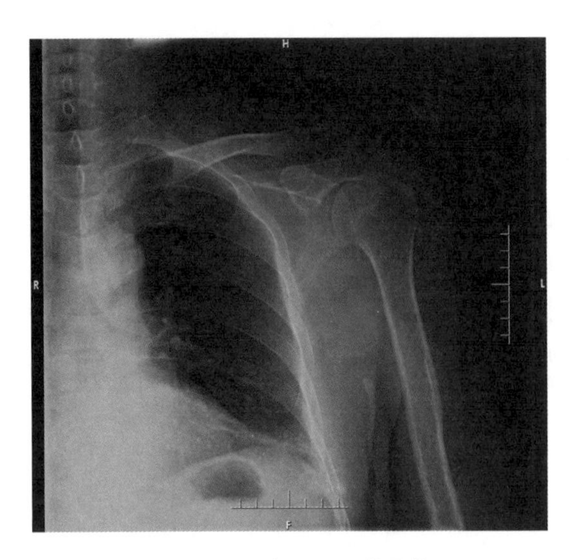

图 8-23 左肩正位 X 线图像

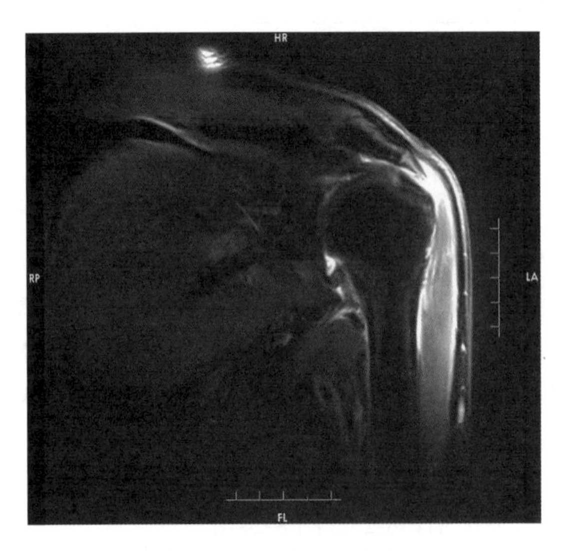

图 8-24 左肩 MRI 图像

左肩冈上肌腱近肱骨头附着区损伤

量平台电极（图 8-25），予以 2 W 进行病灶运动刺激，确认射频范围内无运动神经，予以 5 W、7 W、9 W 各 5 秒治疗，然后于病灶处缓慢注入疼痛液 1 ml（由复方倍他米松注射液 1 ml，盐酸利多卡因注射液 4 ml，氯化钠注射液 3 ml 配制）及浓度为 30 μg/ml 的臭氧 5 ml，用无菌敷料外敷穿刺孔。

2．取左肩冈上肌止点压痛点处行 1% 利多卡因注射液局部浸润麻醉，然

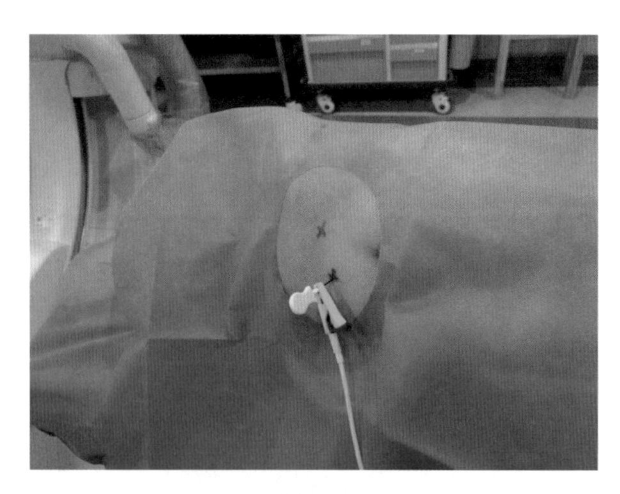

图 8-25　电外科能量平台治疗

后使用针刀，使刀口线与冈上肌肌纤维平行，刀体与皮面呈 90°，使刀锋直指并进达冈上肌止点周围，行纵行疏通后，横行剥离，范围不超过 0.5 cm。再连接电外科能量平台电极，予以 2 W 进行病灶运动刺激，确认射频范围内无运动神经，予以 5 W、7 W、9 W 各 5 秒治疗，然后于病灶处缓慢注入疼痛液 1 ml（由复方倍他米松注射液 1 ml，盐酸利多卡因注射液 4 ml，氯化钠注射液 3 ml 配制）及浓度为 30 μg/ml 的臭氧 5 ml，用无菌敷料外敷穿刺孔。

3．取左肩肩胛下肌止点处行 1% 利多卡因注射液局部浸润麻醉。使用针刀，使刀口线与肩胛下肌肌纤维平行，刀体与皮面呈 90°，使刀锋直指并进达肱骨骨面上，行纵行疏通后，横行剥离，范围不超过 0.5 cm。再连接电外科能量平台电极，予以 2 W 进行病灶运动刺激，确认射频范围内无运动神经，予以 5 W、7 W、9 W 各 5 秒治疗，然后于病灶处缓慢注入疼痛液 1 ml（由复方倍他米松注射液 1 ml，盐酸利多卡因注射液 4 ml，氯化钠注射液 3 ml 配制）及浓度为 30 μg/ml 的臭氧 5 ml，用无菌敷料外敷穿刺孔。再取肩峰下穿刺点，用 1% 利多卡因注射液进行局部麻醉后，穿刺进入关节腔，回抽未抽出液体，注入浓度为 30 μg/ml 的臭氧 10 ml，反复推抽 3 次（消除滑膜炎性病变），用无菌敷料外敷穿刺孔。

4．取左肱二头肌上端结节间沟压痛点处行 1% 利多卡因注射液局部浸润麻醉，然后使用针刀，使刀口线与肱二头肌肌纤维长轴平行，刀体与皮面呈 90°，使刀锋直指并进达结节间沟下端骨面上，行纵行疏通后，范围不超过 0.5 cm。再连接电外科能量平台电极，予以 2 W 进行病灶运动刺激，确认射频范围内无运动神经，予以 5 W、7 W、9 W 各 5 秒治疗，然后于病灶处缓慢注入疼痛液 1 ml（由复方倍他米松注射液 1 ml，盐酸利多卡因注射液 4 ml，氯化钠注射液 3 ml 配制）及浓度为 30 μg/ml 的臭氧 5 ml，用无菌敷料外敷穿刺孔（图 8-26、图 8-27）。

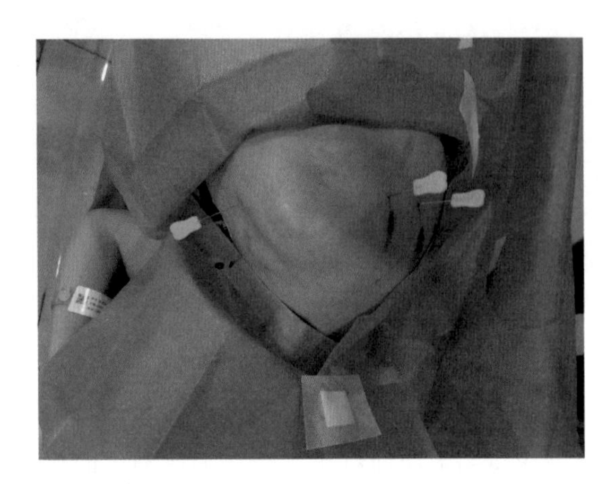

图 8-26　肱二头肌长头腱痛点定位

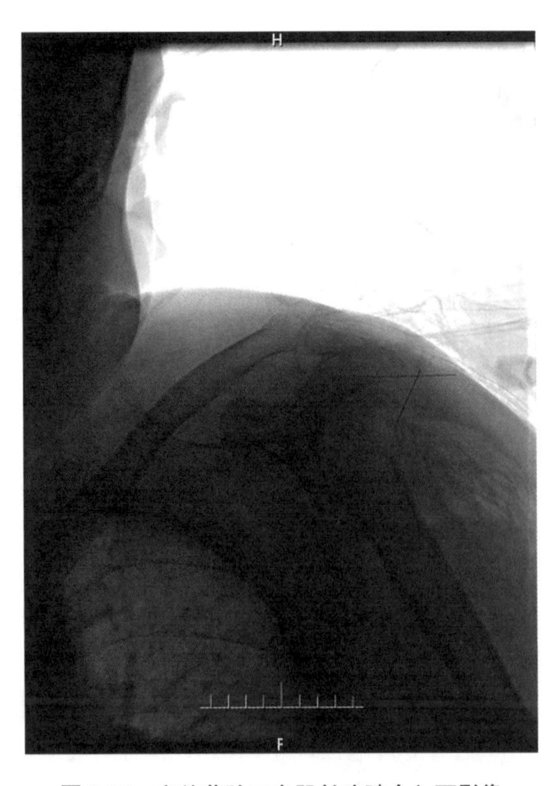

图 8-27　肩关节肱二尖肌长头腱介入下影像

第一阶段治疗后第 2 天，患者左肩冈上肌、肱二头肌上端压痛明显减轻，冈下肌疼痛消失，双上肢皮肤感觉无明显减弱，左手握力 V 级，右手握力 V 级，左肱二头肌反射、右肱二头肌反射、左肱三头肌反射、右肱三头肌反射、左桡骨膜反射、右桡骨膜反射对称引出。左肩关节活动度：前屈 70°，后伸 20°，外展 60°，内收 20°，内旋 15°，外旋 15°。VAS 评分 4 分。

（二）第二阶段治疗

第二阶段采取手法治疗。

手法治疗以舒筋通络、解痉止痛为原则，采用叶氏九步正骨手法中摇臂、叩揉、捏拿、大旋、运肩、和络手法，可以缓解右肩痉挛肌肉，改善损伤部位的血液循环，促进局部组织新陈代谢，改善肩关节的功能及活动。

叶氏九步正骨手法具体操作参见第三章。

体会：手法治疗肩周炎是传统特色，推拿主要采用按、揉、推、拿、点、捏等手法，作用于人体体表的特定部位，以调节机体的生理及病理功能，改善人体血液循环，促进新陈代谢，以期取得疏通经络、推行气血、扶伤止痛、祛邪扶正、调和阴阳的疗效。一般来说，推拿无不良反应，故亦无绝对禁忌证，但对软组织有感染性炎症、骨关节结核、肿瘤、占位性病变或有出血倾向者，应列为推拿禁忌，不宜施治手法。医师操作时要全神贯注，意到手到。推拿手法由浅入深，由轻到重，缓中有力，外柔内刚。医患配合时要默契，根据患者的耐受情况做手法的相应调整。医师应具有扎实的医学理论知识与系统的基本功法，否则难以获得良好的疗效。

第二阶段治疗后，患者左肩关节局部肿胀消失，未见明显方肩畸形，皮肤颜色正常，皮温正常。左肩峰、左冈上肌、冈下肌压痛消失，左三角肌中束中点压痛消失，双上肢皮肤感觉无明显减弱，左手握力 V 级，右手握力 V 级。左肩关节活动度：上举 150°，后伸 30°，外展 90°，内收 30°，内旋 40°，外旋 40°。VAS 评分 1 分（图 8-28、图 8-29）。

【疗效】好转。

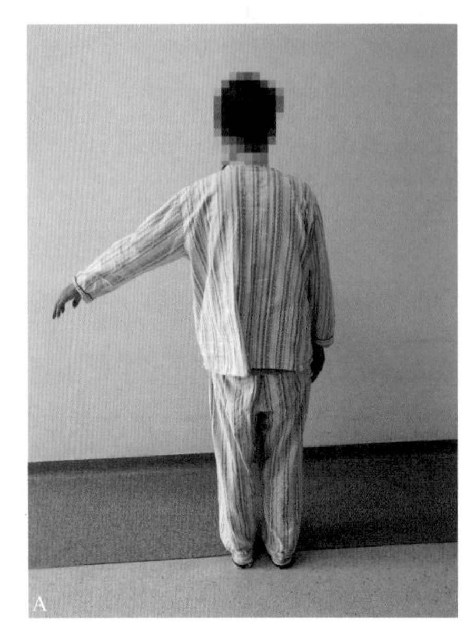

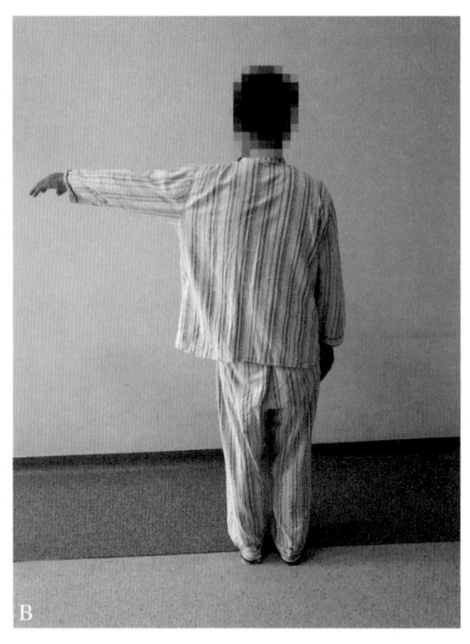

图 8-28 外展

A．治疗前；B．治疗后

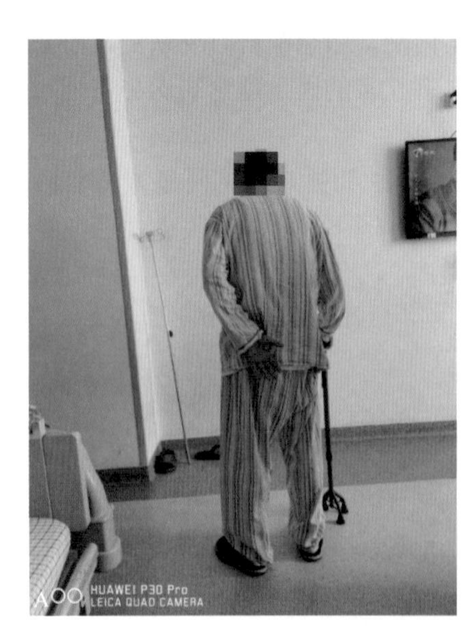

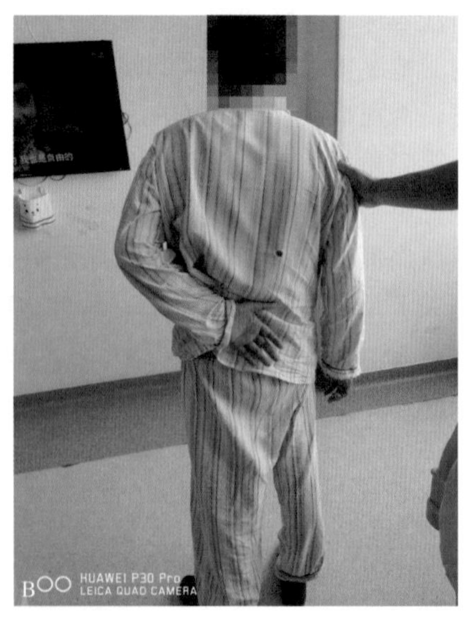

图 8-29 背伸及内旋

A．治疗前；B．治疗后

五、临床医案五

患者，女性，71 岁。主因右肩关节间断疼痛、活动受限半年入院治疗。

【入院查体】右肩部无肿胀，未见明显方肩畸形。皮肤颜色正常，皮温正常，局部浅静脉无怒张。右冈下肌压痛，右喙突压痛，右肩胛下肌止点处压痛，右肩部未触及骨擦感、骨擦音，右上肢纵轴叩击痛阴性，右桡动脉搏动可触及，手指活动可，末梢血运可。双上肢皮肤感觉无明显减退，左手握力 V 级，右手握力 V 级。左肱二头肌反射、右肱二头肌反射、左肱三头肌反射、右肱三头肌反射、左桡骨膜反射、右桡骨膜反射对称引出，左霍夫曼征、右霍夫曼征未引出。右肩关节活动度：前屈 90°，上举 110°，后伸 15°，外展 60°，内收 20°，内旋 30°，外旋 20°。VAS 评分 8 分。

【既往史】 高血压病史 20 余年。

【入院诊断】肩周炎。

【治疗】

针刀、臭氧注射联合手法治疗

1．患者取左侧卧位，右侧肩胛骨治疗区常规聚维酮碘消毒 3 遍。取右肩冈上肌止点压痛点处（图 8-30）行 1% 利多卡因注射液局部浸润麻醉，然后使用针刀，使刀口线与冈上肌肌纤维平行，刀体与皮面呈 90°，使刀锋直指并进达冈上肌止点周围，行纵行疏通后，横行剥离，范围不超过 0.5 cm。再连接电外科能量平台电极，予以 2 W 进行病灶运动刺激，确认射频范围内无运动神经，予以 5 W、7 W、9 W 各 5 秒治疗，然后于病灶处缓慢注入疼痛液 1 ml（由复方倍他米松注射液 1 ml，盐酸利多卡因注射液 4 ml，氯化钠注射液 3 ml 配制）及浓度为 30 μg/ml 的臭氧 5 ml，用无菌敷料外敷穿刺孔。

2．患者取左侧卧位，右侧肩胛骨治疗区常规聚维酮碘消毒 3 遍。取右肩冈下肌压痛点处（图 8-30）行 1% 利多卡因注射液局部浸润麻醉，然后使用针刀，使刀口线与右冈下肌纤维走行平行，刀体与背部皮面呈 90°，使刀锋直指并进达肩胛骨骨面上，行纵行疏通后，横行剥离，范围不超过 0.5 cm。再连接电外科能量平台电极，予以 2 W 进行病灶运动刺激，确认射频范围内无运动神经，予以 5 W、7 W、9 W 各 5 秒治疗，然后于病灶处缓慢注入疼痛液 1 ml（由复方倍他米松注射液 1 ml，盐酸利多卡因注射液 4 ml，氯化钠注射液 3 ml 配制）及浓度为 30 μg/ml 的臭氧 5 ml，用无菌敷料外敷穿刺孔。

3．取右肩喙突压痛点处（图 8-30）行 1% 利多卡因注射液局部浸润麻醉，然后使用针刀，使刀口线与喙突长轴平行，刀体与皮面呈 90°，使刀锋直指并进达喙突骨面上，行纵行疏通后，范围不超过 0.5 cm。再连接电外科能量平台电极，予以 2 W 进行病灶运动刺激，确认射频范围内无运动神经，予以 5 W、7 W、9 W 各 5 秒治疗，然后于病灶处缓慢注入疼痛液 1 ml（由复方倍他米松注射液 1 ml，盐酸利多卡因注射液 4 ml，氯化钠注射液 3 ml 配制）及浓度为 30 μg/ml 的臭氧 5 ml（图 8-31），用无菌敷料外敷穿刺孔。

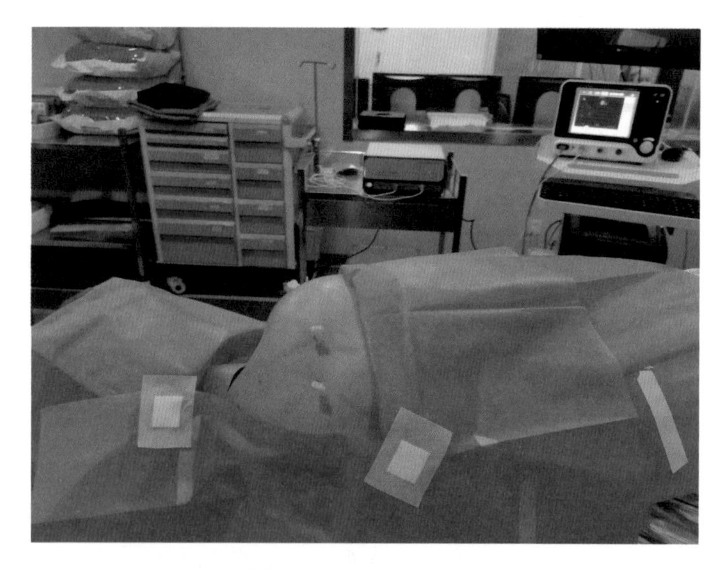

图 8-30 肩关节冈上肌、冈下肌、喙突痛点定位

治疗后，患者右肩部疼痛消失，皮肤颜色正常，皮温正常，局部浅静脉无怒张，右桡动脉搏动可触及，手指活动可，末梢血运可。左手握力 V 级，右手握力 V 级。左肱二头肌反射、右肱二头肌反射、左肱三头肌反射、右肱三头肌反射、左桡骨膜反射、右桡骨膜反射对称引出，左霍夫曼征、右霍夫曼征未引出。右肩关节活动度：前屈 90°，上举 140°，后伸 30°，外展 90°，内收 20°，内旋 60°，外旋 30°（图 8-32 ～图 8-34）。VAS 评分 0 分。

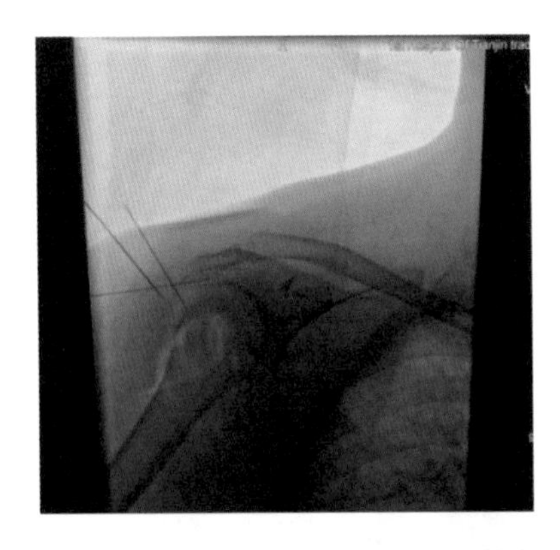
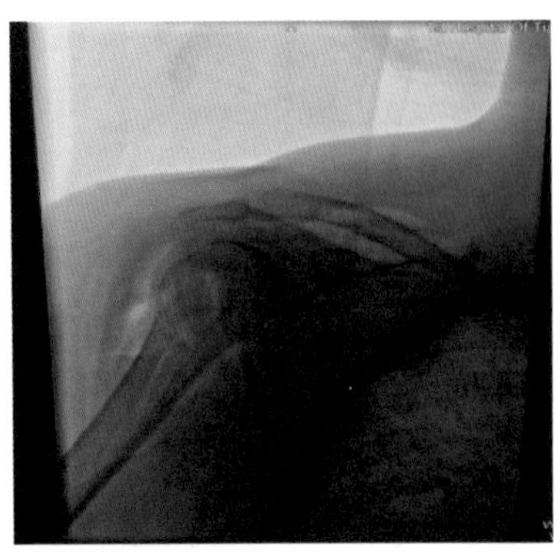

图 8-31　肩关节介入及臭氧注射后影像

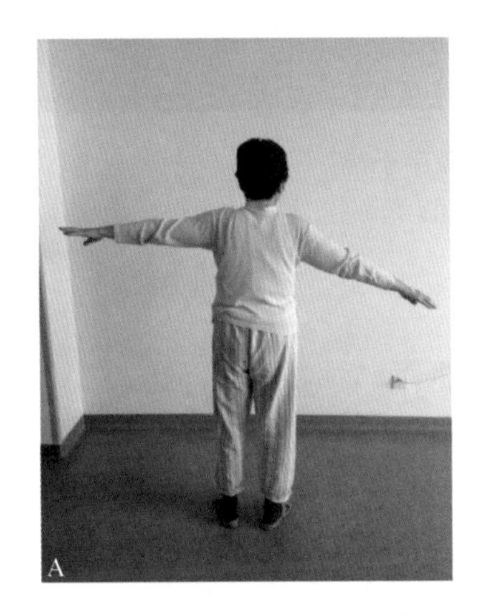
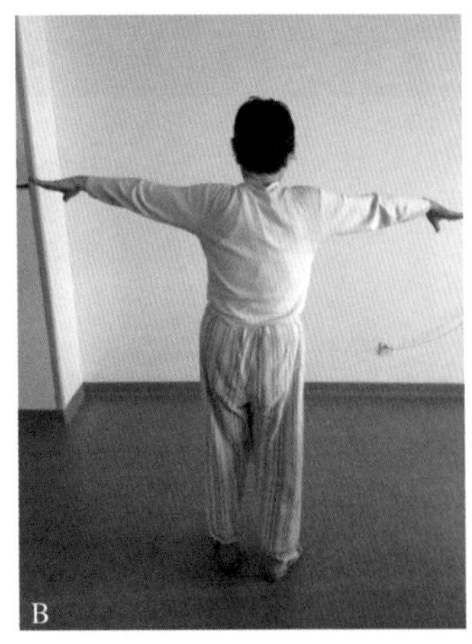

图 8-32　外展

A．治疗前；B．治疗后

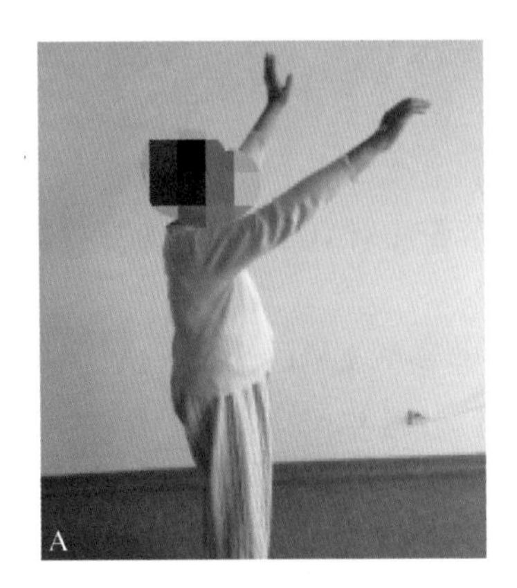
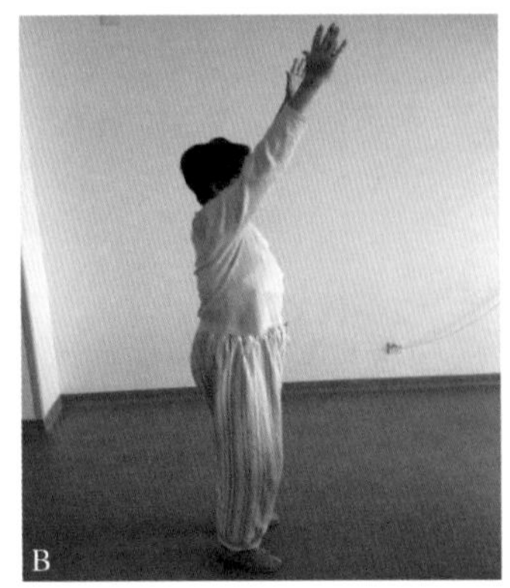

图 8-33　前屈及上举

A．治疗前；B．治疗后

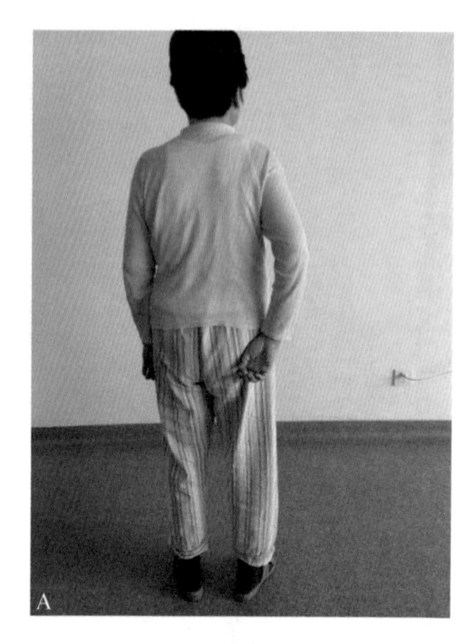

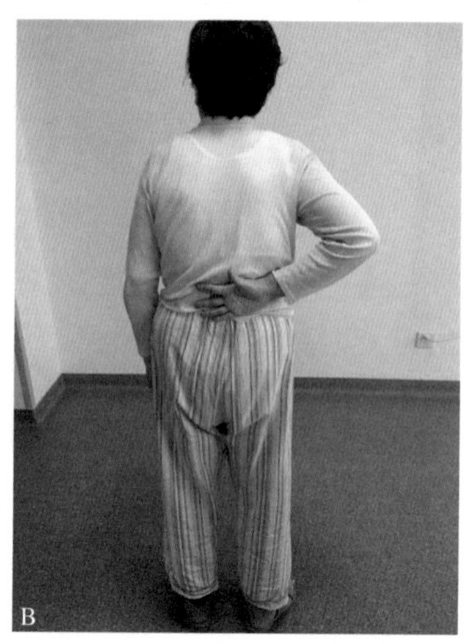

图 8-34 反手于背

A．治疗前；B．治疗后

【疗效】治愈。

【体会】肩周炎的病变在骨、筋和肌肉，而肾主骨，肝主筋，脾主肌肉。人至中年以后，藏气渐亏，气血不足，尤为突出的是阳虚而失温煦，筋骨肌肉皆失温养，营卫空疏，风、寒、湿邪乃得乘虚而入，病久，则更变生痰浊、瘀血，以致有形之邪阻于经络，故肩周疼痛不已。中医的整体观认为，人体局部和整体间是对立统一的，不能只看到病变的局部而放弃整体，从而忽视对整体的认识和处理，中药内服配合手法治疗可以起到事半功倍的效果。

（刘国胜 王晓东）

参考文献

[1] 杜学忠，李庆．射频针刀联合臭氧关节腔注射治疗肩周炎临床疗效观察［J］．天津中医药，2017，34（8）：531-534.

[2] 国家中医药管理局．中医病症诊断疗效标准［M］．南京：南京大学出版社，1994：190.

[3] 王平，杨光，穆刚，等．辨证选用活血舒筋手法治疗肩凝症的临床研究［J］．中医正骨，2007（11）：8-9+79.

第九章　超声引导下肩周炎的可视化治疗

通过高频超声可直接观察人体软组织、软骨及骨骼表面的病理变化，并为临床诊治提供实时影像依据。超声检查的原理是根据人体内不同组织具有不同的声阻抗，当入射到人体内的超声波进入相邻的两种不同的组织或器官时就会出现声阻抗差，当超声波通过这两种组织的交界面时就会发生相应的反射和折射，在两种不同的组织之间形成声学界面，不同组织又表现出不同的回声，因而反映出身体组织的内部情形，提供诊断上的依据。

近十几年，随着我国医疗技术水平的不断进步、发展，超声检查技术越来越完善，超声的分辨率越来越高，尤其是高频探头的问世，能够更清晰地观察肌肉、骨骼、关节囊及其周围神经和血管等结构，并且可以诊断其损伤及程度，因此国内外的广大研究人员逐渐将超声检查应用于运动系统的相关疾病的诊治当中[1]。

肌骨超声（musculoskeletal ultrasound，MSKUS）是指应用于肌肉骨骼系统的超声诊断技术。20 世纪 70 年代，Mcdonald 等利用超声诊断技术鉴别腘窝囊肿和小腿静脉血栓，标志着 MSKUS 正式应用于医学领域。在经历了 40 余年的不断发展后，MSKUS 已成为与 X 线、CT 和 MRI 并列的运动系统的主要临床影像诊断技术之一，其对肌肉、骨骼、腱鞘、滑膜囊、关节、神经和血管等不同组织具有较高的分辨率，能较清晰地在计算机图像上显现出不同软组织的各种病变，尤其是对于放射学难以分辨的和炎症状态下的组织粘连、变性、水肿、积液等病理情况，利用超声动态检查和监测可以制订合适、可靠、有效、安全的临床治疗方案。MSKUS 现已广泛应用于骨关节外科、疼痛科、风湿科、康复科、神经外科等专业领域[2]。

相对于其他影像学检查手段，肌骨超声具有以下几个优点。第一，MSKUS 提供实时、动态影像，可实时、动态地观察人体内组织和器官的运动情况，十分适用于与运动密切相关的肌肉骨骼系统。MSKUS 可对肌肉骨骼系统大部分组织（包括肌肉、肌腱、韧带、关节、神经和软骨等）成像，能准确地显示这些组织的解剖位置、毗邻关系、形态、大小、结构、纹理、血流分布以及运动状态，并能对发生在这些组织和器官的解剖变异、炎症、退行性变、撕裂等病变进行准确评价。同时，MSKUS 可在患者主动、被动或抗阻运动等不同状态下实时显示关节、骨骼、肌肉及肌腱的动态形态变化及相互间作用，有助于运动学疾病及撞击综合征的诊断。第二，MSKUS 可一次对多个关节进行检查，对于多关节病变省时而高效，易于双侧关节对比检查是其显著优势，便于发现某些细微的病变，费用相对较低。第三，MSKUS 无明确禁忌证，无放射性损伤，操作简便，亦可在床旁检查，检查时可同时进行医患之间的互动与交流，对于医患双方来说易于接受。最重要的一点，MSKUS 还可用于介入性操作的引导，进行“可视化”操作，达到提高穿刺成功率和诊治效果的目的。因其具有简便、易操作、疗效显著、诊断确切、费用低等优点，得到了广大医师的认可和患者的青睐[3]。

MSKUS 应用于肌肉骨骼系统检查时亦存在局限性，主要在于超声波无法穿透人体骨骼，视野相对受限，无法对整个关节的解剖结构进行全面、完整的显示。另一个局限是对操作者的依赖性，MSKUS 检查的效果与操作者的经验密切相关，要求操作者的操作技术与临床诊断技术都十分娴熟，然而由于国内医务人员在此方面起步较晚，基础相对薄弱，受肌肉骨骼系统疾病诊断传统观念的影响，该技术的教育培训及推广难度相对较大，对于初学者来说，所花费的时间相对较长[4]。

肩关节软组织炎症性病变是指肩关节周围的肌肉、韧带、肌腱、滑膜囊及关节囊等多种软组织结构慢性损伤退变后引起的肩关节疼痛和功能障碍，为关节囊和关节周围软组织的慢性无菌性炎症表现。超声可以对肩关节进行动态检查，可以检测出某些肩周肌腱、韧带、关节软骨及骨的病变，已逐渐成为诊断骨科疾患的重要辅助手段。高频探头强度低、频率高、对人体无损伤、无痛苦、显示方法多样化，近年来，随着超声科医师检查技术的提高，也使超声在肩周疾病中发挥了日益重要的作用，尤其是对于肩周软组织病变的诊断有较高的准确性[5]。

（一）肩峰下滑囊炎

肩峰下滑囊炎以肩部慢性疼痛及活动受限为主要临床表现，尤以肩关节外展、内旋时疼痛明显，是临床上多发的一种疾病。解剖学表明，肩峰下囊位于肩峰与肩袖肌腱之间，在肩部关节运动中起缓冲作用，也因此受到挤压、摩擦，是炎症的易发部位。

肩峰下囊是人身体上 160 多个恒定滑囊中容积最大的一个，其与三角肌滑囊相通。该滑囊位于三角肌筋膜深层与肱骨大结节之间，肩关节处于内旋并外展体位时，此滑囊刚好位于肩峰下方，不能被触及。滑囊上壁为喙肩韧带、肩峰软骨和三角肌深面肌间筋膜，滑囊下壁是肱骨大结节软骨和腱端肩袖。此滑囊的存在增加了肱骨大结节与肩峰之间的相对活动度，缓冲了压应力，降低了骨性摩擦系数，对肩关节的正常运动十分重要。肩峰下囊发炎时，肩关节外展60° ~ 120° 弧线时疼痛明显（疼痛弧征），此疼痛可放散至远端的手部，肩峰外侧也会感觉到剧烈的疼痛。

1．主要表现

（1）疼痛部位多在肩关节前外侧，并涉及三角肌止点，亦可向肩胛、颈部放散。疼痛为渐进性，夜间疼痛加重，患者常可痛醒。

（2）压痛点多在肩峰下、肱骨大结节处，常可随上臂的旋转及肩关节活动而移位。当滑囊肿胀、积液时，亦可在三角肌范围内存在压痛点。肩关节处于内旋并外展体位时，此滑囊刚好移动至肩峰下方，此时则不能触及压痛。

（3）肩关节活动时疼痛明显加重，尤其外展、外旋活动时疼痛明显。为减轻疼痛，患者常使肩保持内收、内旋位。随着滑囊壁的增厚和粘连，肩关节活动度可逐渐减小，甚至完全消失。

（4）肩部超声检查发现肩峰下囊增厚（> 2 mm）和（或）积液。晚期可有肩胛带区肌肉萎缩，X 线检查可见冈上肌的钙化影。

2．超声介入肩峰下滑囊炎治疗方法

（1）治疗体位：在无菌介入室内，患者取坐位，充分暴露肩部施术部位，必要时由助手协助牵拉患肢手腕，使肩峰和肱骨头间距增大。以聚维酮碘消毒，术者戴无菌手套，铺无菌巾。

（2）超声引导：用一次性无菌探头套包裹超声探头，观察肩峰下囊的超声探头短轴位置于肩峰下缘，短轴切面下可显示 3 层圆弧形结构，从上至下依次为三角肌、冈上肌腱和肱骨头，积液滑囊位于三角肌与冈上肌腱之间。确定进针部位后，将针尖平行于探头方向进针，常规以冈上肌腱短轴切面显示滑囊最厚处为注射点。若滑囊积液，则以相应体位下积液最明显处为注射点。

（3）针刀施术及臭氧注射治疗：以 2% 盐酸利多卡因注射液 5 ml、复方倍他米松注射液 1 ml、生理盐水 10 ml 配制局部麻醉封闭溶液。在严格无菌操作下，先以少量局部麻醉封闭溶液对进针点（肩峰外缘与肱骨头之间的间隙处）皮肤皮下进行局部麻醉，在超声引导长轴位下以长封闭针头水平刺入肩峰下囊，超声显示针头为高回声信号（图 9-1），边进针，边推注封闭溶液 5 ml、30 μg/ml 的臭氧 5 ml，再取 3 号针刀，水平直刺和左右斜刺穿囊壁 3 ~ 5 刀，最后出针，局部压迫 1 分钟后以贴可舒封盖针眼。治疗时，借助超声引导，使用穿刺针沿探头长轴方向进行动态穿刺，到达目标点时，可见穿刺针正好位于滑囊内，即可注射局部麻醉封闭溶液，可见液性暗区逐渐增大（图 9-2）。注射臭氧时可见滑膜囊内成条状强回声，后方无明显声影（图 9-3）。

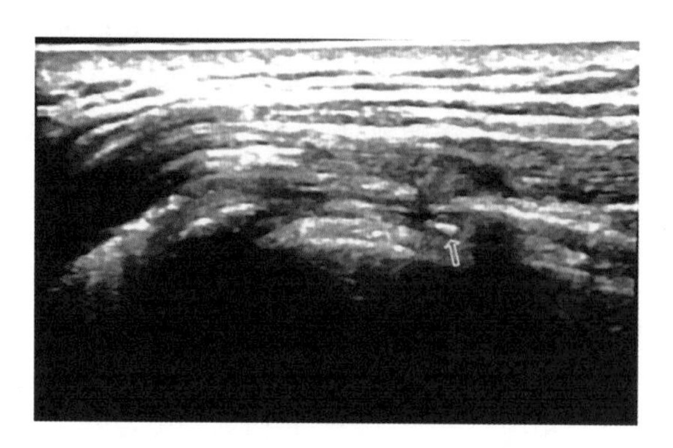

图 9-1 超声下可见针尖位于肩峰下囊内

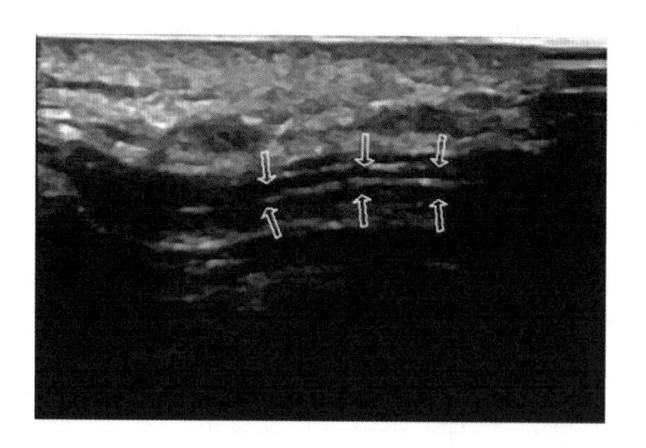

图 9-2 超声下可见注射后液性暗区

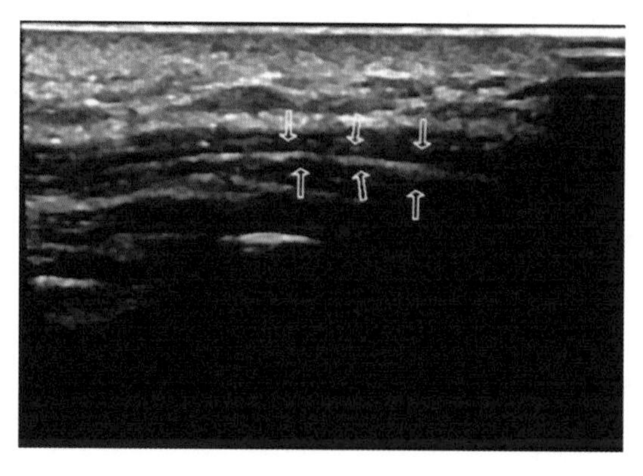

图 9-3 超声下见臭氧弥散于滑膜囊内，成条状强回声，后方无明显声影

目前，临床上治疗肩峰下滑囊炎的方法比较多，包括口服消炎镇痛类药物、微创手术、功能锻炼、推拿、按摩、针灸、局部封闭疗法、中医针刀治疗等，其中局部封闭疗法较常使用，通过局部腔内注射糖皮质激素以达到止痛和消除炎症的作用，缓解症状，改善关节活动及功能。复方倍他米松注射液为复方制剂，对各种致炎因素引起的炎症反应具有显著的抑制作用，可较快地减轻渗出、水肿、毛细血管舒张等炎症症状，达到缓解疼痛的目的。针刀医学依据人体弓弦力学系统和疾病病理架构的网眼理论，肩峰下滑囊属于辅助结构，滑囊损伤后，形成瘢痕堵塞滑囊，造成关节囊代谢障碍，滑囊鼓胀，患者感到酸胀、疼痛。用针刀将滑囊切开，排除囊内液体，即可疏通堵塞，缓解症状。臭氧的镇痛和抗炎机制为刺激组织释放抗炎因子和免疫抑制因子、扩张血管、改善局部回流、减轻组织渗出和水肿、直接刺激神经末梢使其释放脑啡肽等镇痛物质，调节炎症通路，促进组织再生。综合治疗能够有效缓解肩部疼痛，早日恢复肩关节功能，提高患者的生活质量[6,7]。

（二）肱二头肌长头肌腱腱鞘炎

在临床上，肱二头肌长头肌腱腱鞘炎是一种常见病、多发病，好发于40岁以上的中年人，常见病因有外伤、慢性劳损、受凉等。本病的发病机制主要是肌腱长期受摩擦，形成腱鞘内的慢性炎症，肌腱组织充血、水肿、炎症细胞浸润，病程迁延，可导致腱鞘纤维化而增厚、粘连，使肌腱滑动受限，重者可有肩部疼痛症状和肩关节活动及功能受限。若治疗不及时，可形成继发性肩周炎，影响日常生活。主要临床表现为肩关节疼痛及肱骨结节间沟压痛，自主屈曲肘关节后，外旋、内旋上臂时伴有疼痛。肩部超声检查可见肱二头肌长头肌腱局部低回声病灶。

超声介入治疗方法

（1）治疗体位：在微创治疗室，患者取坐位，充分暴露肩部施针部位。以聚维酮碘消毒，术者戴无菌手套，铺无菌巾。

（2）超声引导：超声确认肱二头肌间沟及肱二头肌长头肌腱后（图9-4），穿刺靶点位于肌腱和结节间沟之间的间隙。在超声引导下缓慢进针，直至针尖到达靶点位置，注射器回抽安全后即可注射由2%盐酸利多卡因注射液、复方倍他米松注射液、生理盐水以5∶1∶10配制的局部麻醉封闭溶液5 ml，注射后超声下可见液性暗区（图9-5）。注射臭氧5 ml，可见超声下臭氧成条状强回声，沿肱二头肌长头肌腱走行分散（图9-6）。

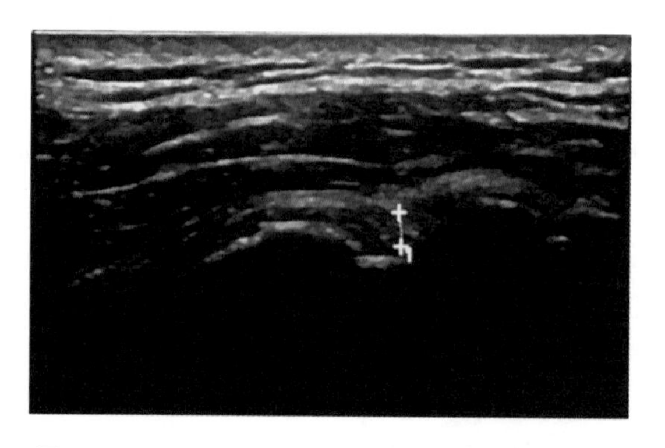

图 9-4 超声可见肱二头肌长头肌腱在结节间沟处

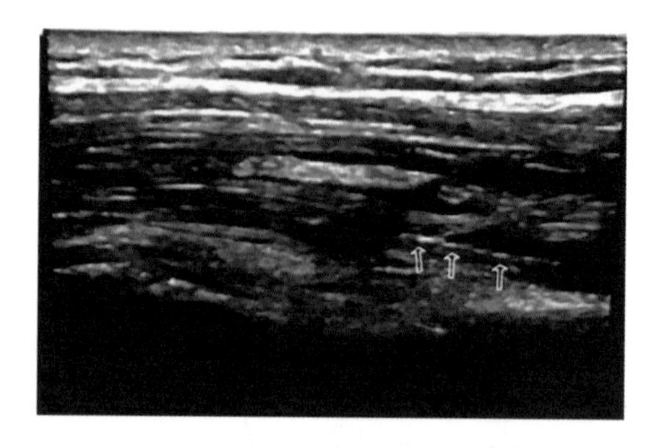

图 9-5 箭头处为注射后液性暗区

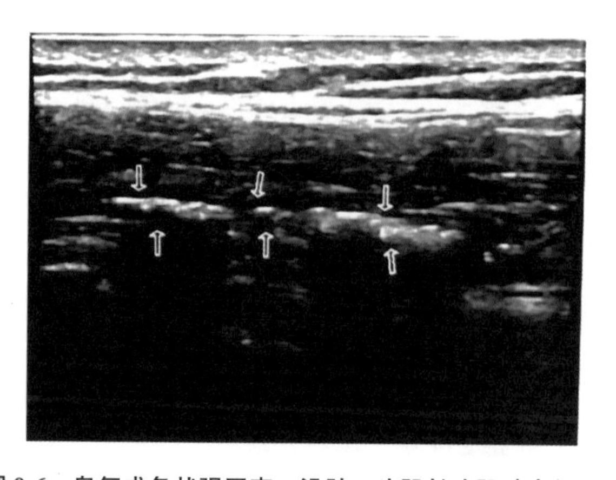

图 9-6 臭氧成条状强回声，沿肱二头肌长头肌腱走行分散

（3）针刀治疗：4号针刀在阻滞点进入，刀口线与肱二头肌长头方向平行，超声显示针头为高回声信号，针体与进针点平面垂直刺入，达骨面，做提插，纵行切割腱鞘，当穿过腱鞘时有落空感，将肩关节进行旋内、旋外活动，感觉肌腱阻挡感消失或明显减弱再横行挑拨、推动肌腱（不可用针刀多次挑拨，以免过度损伤肌腱），手下有松动感后出刀，压迫止血，以贴可舒覆盖。

由于肱二头肌长头肌腱及其腱鞘穿过狭窄的骨纤维鞘，经常在运动时发生摩擦，当肱骨头外旋时，肱二头肌长头肌腱横过肱骨头顶点，从事剧烈活动和重复性工作容易受伤、发炎，重者可发生弹响、交锁。腱鞘内注射消炎镇痛药可使炎症消退，但不能解决腱鞘狭窄，针刀将部分腱鞘切开减张，使腱鞘和肌腱均不受卡压，改善血液循环，恢复肱二头肌长头肌腱的动态平衡。医用臭氧可抑制局部慢性无菌性炎症反应、纠正氧化—抗氧化反应失衡、增加抑制性中间神经元脑啡肽的释放、抑制伤害性感受器的无髓神经纤维的活性、改善局部血液循环、增加组织氧供、减少酸性代谢产物的聚集，缓解症状[8]。

（张　宇　刘世珑）

参考文献

[1] 杨琴，欧阳征仁．肌骨超声的临床应用价值［J］．中国社区医师，2018，34（36）：138-140.

[2] 华兴．肌骨超声的应用现状与发展趋势［J］．第三军医大学学报，2015，37（20）：2005-2010.

[3] 郑芳，张凯．超声引导下曲安奈德联合 Thera-band 训练对肩峰劳损患者的功能影响［J］．重庆医学，2018，47（30）：3870-3873.

[4] 徐远驰．超声诊断并引导注射治疗肩周炎的应用价值评价．影像研究与临床应用，2018，2（22）：129-130.

[5] 郭璇妍，卢曼，贺凡丁，等．超声引导下关节腔注射联合关节囊扩张治疗冻结肩［J］．中国医学影像技术，2018，34（7）：1081-1084.

[6] 成雪晴，卢漫，贺凡丁，等．超声引导下复方倍他米松联合玻璃酸钠注射治疗肩峰下滑囊炎的临床研究［J］．中国医学超声杂志（电子版），2015，12（6）：488-492.

[7] 黄燕兴，万怡．肩周炎的超声检查［J］．中国中医骨伤科杂志，2011，19（8）：52-53.

[8] 陈滢如，杨金生，王亮，等．超声对肱二头肌长头肌腱炎的诊断和导引治疗价值研究［J］．河北医药，2014，36（19）：2965-2966.

第十章　肩周炎物理疗法标准操作规程及常用西药

一、肩周炎物理疗法标准操作规程

肩周炎物理疗法多种多样，经临床实践与应用，使用效果较好的物理疗法有中药熏蒸治疗、中药湿敷治疗、拔罐治疗、穴位敷贴疗法、微波射频中药敷贴治疗、中频药物导入治疗、红外偏振光治疗。物理疗法可根据患者辨证及个体差异组合应用，进行个性化治疗，从而达到治疗目的。

现将具体物理疗法标准操作规程及配合辨证用药组方汇总如下：

（一）中药熏蒸治疗标准操作规程

1. 中药熏蒸药液

（1）风寒闭阻证辨证组方

制草乌 20 g、制川乌 20 g、鬼箭羽 20 g、石楠藤 20 g、

秦艽 20 g、白芍 20 g、桑枝 20 g、羌活 20 g、

威灵仙 20 g。

功能：祛风散寒、通络止痛。

（2）寒湿凝滞证辨证组方

葛根 30 g、桂枝 20 g、白芍 20 g、姜黄 20 g、

羌活 20 g、独活 20 g、桑枝 20 g、红花 10 g、

川芎 20 g、生姜 10 g。

功能：散寒解表、生津舒筋。

（3）气滞血瘀证辨证组方

柴胡 20 g、桃仁 20 g、红花 10 g、当归 20 g、

生地黄 20 g、川芎 20 g、赤芍 20 g、枳壳 20 g、

桂枝 20 g、桑枝 20 g、秦艽 20 g。

功能：活血化瘀、通络止痛。

（4）气血亏虚证、肝肾亏虚证辨证组方

黄芪 30 g、秦艽 20 g、桂枝 20 g、当归 20 g、
白芍 20 g、川芎 20 g、生地黄 20 g、生姜 20 g、
海桐皮 20 g、忍冬藤 20 g。

功能：益气温经、和血通痹。

（5）制作中药熏蒸药液

1）将上药饮片放入电锅内，用冷水浸泡 1 小时。

2）浸泡后加热药液，煮沸 15 分钟。

3）过滤出药液，扔掉药渣，即可按照操作流程使用。

（6）仪器设备：电脑中药熏蒸多功能治疗机（DXZ-1）（图 10-1、图 10-2）。

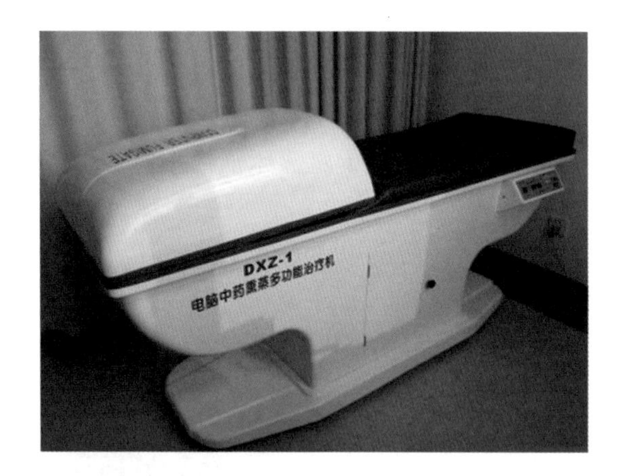

图 10-1 电脑中药熏蒸多功能治疗机（DXZ-1）

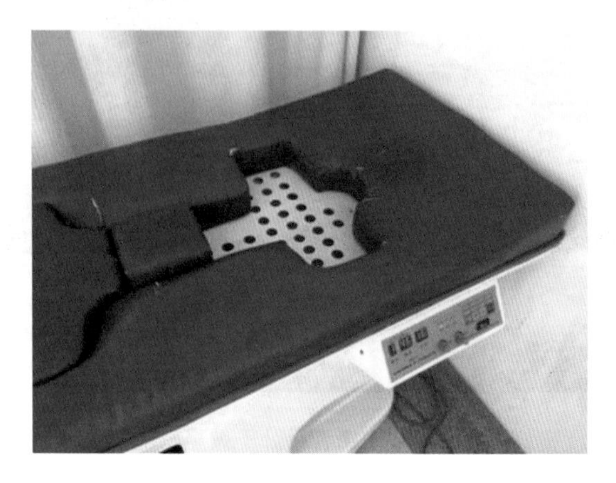

图 10-2 熏蒸治疗部位设置

2．禁忌证

（1）重度高血压，心血管疾病代偿功能障碍，青光眼，严重肝、肾疾病患者禁用。

（2）重症贫血、高热、皮肤破溃患者禁用。

（3）结核病及某些传染病（如肝炎、性病等）患者禁用。

（4）孕妇及经期妇女禁用。

（5）精神病患者禁用。

3．告知

（1）注意蒸汽温度，防止烫伤。

（2）不宜空腹或饱腹状态熏蒸，熏蒸治疗后多饮水。

（3）熏蒸后部分患者会出现汗出、面赤、心慌等表现，休息后可缓解。

4．操作要点

（1）根据辨证分型为患者准备中药。

（2）煎煮中药后，将中药液置于熏蒸床锅体中，调节控制面板中的部位、温度和时间。

（3）待温度达到要求后，协助患者平卧于熏蒸床（图 10-3），暴露熏蒸部位，为患者盖好毛巾。

（4）治疗期间做好巡视及沟通工作。

（5）治疗后为患者擦拭药液及汗液，协助更衣。

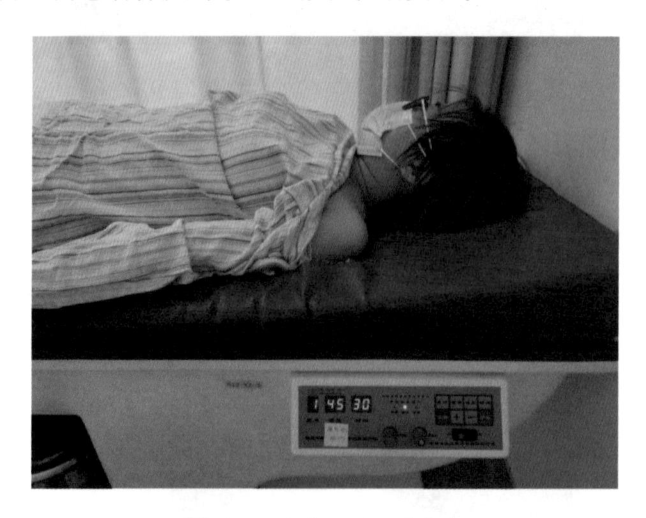

图 10-3 患者平卧于熏蒸床

5．注意事项

（1）对于初次使用中药熏蒸治疗的患者，可将蒸汽温度适当调低，待患者适应后再逐渐调高至耐受温度，最高不超过 50℃。并及时询问患者对中药熏蒸治疗的感受、疼痛缓解程度、有无不适等。如有异常，应立即关闭治疗仪，通知医师及时处理。

（2）护士应对患者中药熏蒸过程进行记录，掌握患者对温度的适应范围，便于对整个疗程的观察和护理。中医熏蒸治疗时间通常为 20 分钟。中药熏蒸治疗后，应及时协助患者更换清洁、干燥的衣裤，避免汗出当风。

（3）中药熏蒸治疗期间应注意休息，适度活动，加强营养，注意补充水分或温度适中的汤汁和淡盐水。

（4）保护患者隐私，注意保暖，室温应保持在 20 ～ 22 ℃。

（二）中药湿敷治疗标准操作规程

1．中药湿敷包

（1）风寒闭阻证辨证组方

肉桂 20 g、乳香 20 g、没药 20 g、附子 20 g、
川芎 20 g、白芍 20 g、桑枝 20 g、羌活 20 g、
威灵仙 20 g。

功效：祛风散寒、通络止痛。

（2）寒湿凝滞证辨证组方

伸筋草 20 g、生艾叶 20 g、炙乳香 20 g、当归 20 g、
花椒 20 g、威灵仙 20 g、川牛膝 20 g、杜仲 20 g、
透骨草 20 g、海桐皮 20 g、红花 10 g、川芎 20 g、
白芷 20 g、元胡 20 g、苏木 20 g、炙没药 20 g。

功效：散寒解表、舒筋止痛。

（3）气滞血瘀证辨证组方

柴胡 20 g、桃仁 20 g、红花 10 g、当归 20 g、
生地黄 20 g、川芎 20 g、赤芍 20 g、枳壳 20 g、
桂枝 20 g、桑枝 20 g、秦艽 20 g。

功效：活血化瘀、通络止痛。

（4）气血亏虚证、肝肾亏虚证辨证组方

黄芪 20 g、当归 20 g、白术 20 g、白芍 20 g、
没药 20 g、川芎 20 g、青皮 20 g、香附 20 g、
红花 10 g。

功能：益气养血、温经散寒。

（5）制作中药湿敷包（图 10-4）

1）将上药饮片装入大纱布袋内，放于凉水中浸泡约 1 小时。

2）取出药袋，放锅内蒸 20 分钟后即可按照操作流程使用。

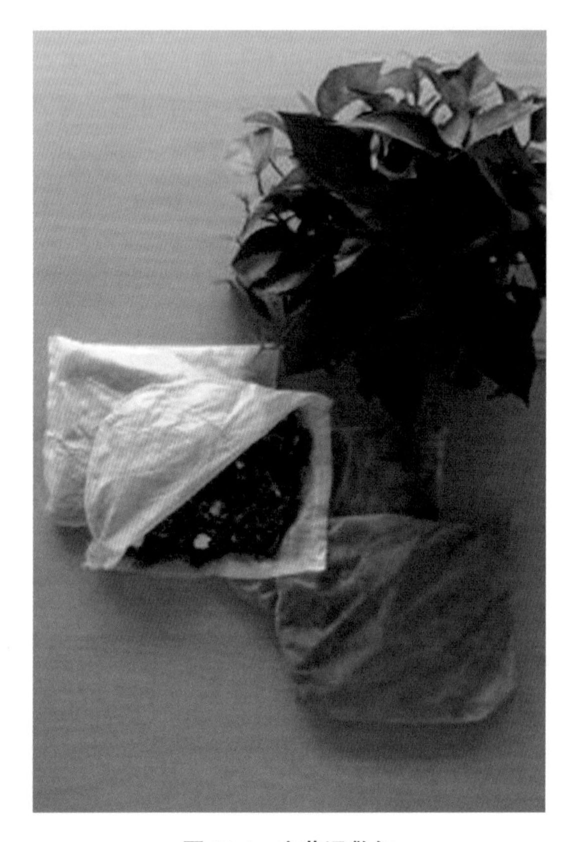

图 10-4 中药湿敷包

2．禁忌证

（1）疮疡脓肿扩散者禁用。

（2）局部皮肤破溃者禁用。

3．告知

（1）注意中药湿敷包温度，防止烫伤。

（2）治疗后部分患者会出现皮肤苍白、红斑、痒、痛等反应，休息后可缓解。

（3）个别患者治疗过程中局部可能出现水疱。

4．操作要点

（1）根据辨证分型为患者准备中药包。

（2）将中药包浸泡于冷水中，泡透后捞出。

（3）将浸泡好的中药包放于恒温箱内加热。

（4）将中药包于湿热状态敷于患者治疗部位并防止烫伤。

（5）治疗后协助患者擦干药液及汗液，观察局部皮肤状态。

5．注意事项

（1）操作前向患者做好解释，取得合作，充分暴露局部皮肤，注意保暖，保护患者隐私。

（2）注意消毒及隔离，避免交叉感染。

（3）在治疗过程中，观察局部皮肤状况，注意询问患者的感受，如出现苍白、红斑、水疱或破溃等症状时，立即停止治疗，向医师报告并配合处理。

（4）湿敷的时间为 20 分钟，每日 1 ～ 2 次。

（三）拔罐治疗标准操作规程

1．功能、主治、取穴

（1）功能：温经通络、祛风散寒、消肿止痛。

（2）主治：风寒湿痹导致的肩胛上背部疼痛、腰腿痛等症。

（3）取穴：大椎、肩井、中府、肩贞、肩髎、天宗等。

2．禁忌证

（1）高热抽搐及凝血机制障碍者禁用。

（2）皮肤溃疡、水肿者及大血管处禁用。

（3）孕妇腹部及腰骶部禁用。

3．告知

（1）个别患者在治疗过程中局部可能出现水疱。

（2）由于罐内空气负压吸引的作用，局部皮肤会出现与罐口大小相当的红色瘀斑，数日后可自然消退。

4．物品（图 10-5）　玻璃罐、95% 乙醇棉球及棉球罐、纱布及纱布罐、水罐、止血钳、打火机、速干手消毒剂等。

5．注意事项

（1）拔罐时要稳、准、快，防止烫伤，起罐时切勿强拉。

（2）拔罐时应采取合理体位，选择肌肉较厚的部位。骨骼凹凸不平和毛发较多处不宜拔罐。

（3）使用过的火罐均应消毒后备用。

（4）选择大小适宜的罐，操作前一定要检查罐口周围是否光滑、无裂痕。

（5）冬季应将罐加温，避免寒冷刺激患者产生不适。

（6）起罐时，如局部出现小水疱，可不必处理，水疱可自行吸收。如水疱

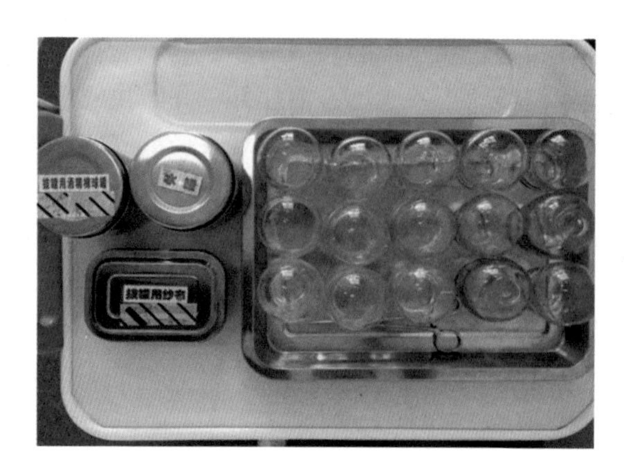

图 10-5 拔罐用物

较大，消毒局部皮肤后，用无菌注射器抽吸水疱液，覆盖消毒敷料，定期消毒及换药。

（四）穴位敷贴疗法标准操作规程

1．中药敷贴

（1）组方：消瘀止痛膏（以下药各 15 g）

五倍子、五加皮、骨碎补（烫）、地龙、
土鳖虫、乳香、没药、血竭、
儿茶、续断、血余炭、鹿角霜、
川乌、草乌、白芨、天南星、
苏木、红花、硼砂、冰片。

（2）功能：通经活络、活血化瘀、祛风止痛。

（3）主治：软组织损伤、疼痛、淤血、肿胀。

（4）取穴：肩井、中府、肩贞、肩髎、天宗、阿是等。

（5）制作中药敷贴（图 10-6）

1）将消瘀止痛膏涂抹于 15 cm × 15 cm 纱布上，要求涂抹均匀，厚度 0.2 ~ 0.3 cm，有一定湿度。

2）涂抹好的中药敷贴配以塑料膜及黏性无纺布为一套。

2．禁忌证

（1）对药物过敏者及皮肤过敏者、皮肤病者禁用。

（2）妊娠、热性疾病、阴虚火旺者以及严重心脏及肺疾病患者禁用。

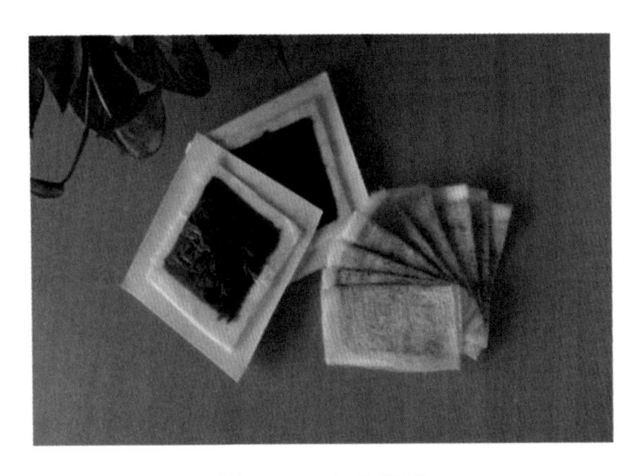

图 10-6　中药敷贴

3．告知

（1）中药贴敷过程中会有淡淡的中药味道。

（2）个别患者在治疗过程中皮肤会出现红疹、瘙痒、水疱等过敏现象，应及时通知医护人员，必要时给予处理。

（3）中药贴敷期间，应避免食用寒凉、油腻、过咸食物，避免烟酒、海产品、辛辣及牛羊肉等食物。

4．注意事项

（1）充分暴露贴敷部位，同时注意保暖并保护患者隐私。

（2）凡用溶剂调敷药物时，需随配随用，以防蒸发。

（3）膏药的摊制厚薄要均匀，一般以 0.2 ～ 0.3 cm 为宜，并保持一定的湿度。

（4）观察局部及全身情况，若出现红疹、瘙痒、水疱等过敏现象，应停止使用，立即报告医师，遵医嘱予以处理。

（五）微波射频中药敷贴治疗操作规程

1．中药准备

（1）组方：活血化瘀膏（以下药各 15 g）

醋乳香、醋没药、透骨草、细辛、
伸筋草、红花、姜黄、蒲黄、
当归、丹参、肉桂。

（2）功能：通过仪器电磁波辐射达到通经活络、活血化瘀、消肿止痛的目的。

（3）主治：软组织损伤、疼痛、淤血、肿胀，用于腰痛、颈椎病、关节炎、软组织挫伤恢复期、软组织炎症、神经痛。

（4）取穴：肩井、中府、肩贞、肩髎、天宗、阿是等。

2．禁忌证

（1）对药物过敏者及皮肤过敏者、皮肤病者禁用。

（2）妊娠、有热性疾病、阴虚火旺者以及严重心脏及肺疾病患者禁用。

（3）高热、有出血倾向、装有心脏起搏器者禁用。

3．告知

使用中药的过程中会有淡淡的中药味道。

4．仪器设备　频谱治疗仪（图 10-7）配中药敷贴。

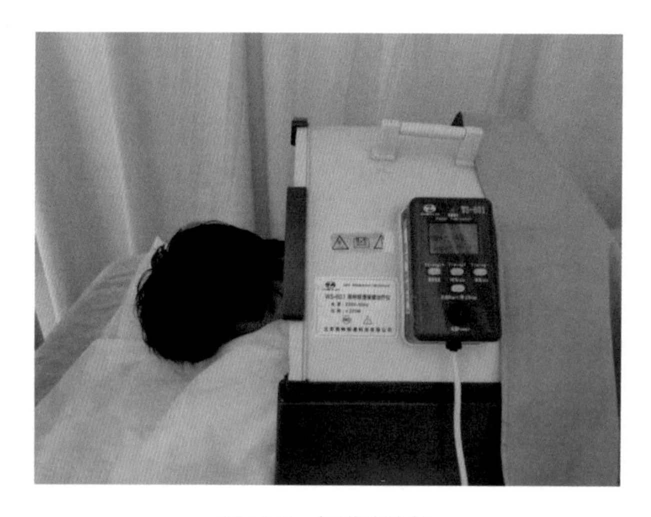

图 10-7　频谱治疗仪

5．注意事项

（1）治疗期间应随时观察患者病情变化，告知患者不要随意变换体位。

（2）将中药准确使用于穴位，创面皮肤禁用中药或避开使用。

（3）通电后禁止用棉被、衣物等遮盖频谱治疗仪，避免距离皮肤过近，以防温度升高发生危险。

（4）禁止以拉拽电源的方式移动仪器位置。

（5）治疗后应观察治疗部位及周围皮肤情况，如有丘疹、奇痒或局部肿胀等反应时，将药物擦净并遵医嘱处理。

（六）中频药物导入治疗技术操作规程

1．中药药液

（1）组方

当归 20 g、红花 20 g、牛膝 20 g、威灵仙 20 g、

桃仁 20 g、杜仲 2 0g、川断 20 g。

（2）功能：通经活络、活血化瘀、消肿止痛。

（3）主治：神经肌肉功能障碍、软组织损伤、痹症。

（4）制作方法

1）将上药饮片放入电锅内，用冷水浸泡 1 小时。

2）浸泡后加热药液，煮沸 15 分钟。

3）过滤出药液，扔掉药渣，即可按照操作流程使用。

2．禁忌证

（1）严重心脏病患者，应用心脏起搏器者禁用。

（2）妊娠、有出血倾向或脓性炎症、湿疹、结核、恶性肿瘤者禁用。

（3）对中频电刺激过敏者禁用。

3．告知

（1）治疗时会有震动、按揉等感觉，均属于正常现象。

（2）个别患者在治疗过程中会出现丘疹、皮肤瘙痒等症状。

（3）可能会出现药物污染衣物的情况。

4．仪器设备（图 10-8）　中医定向透药治疗仪。

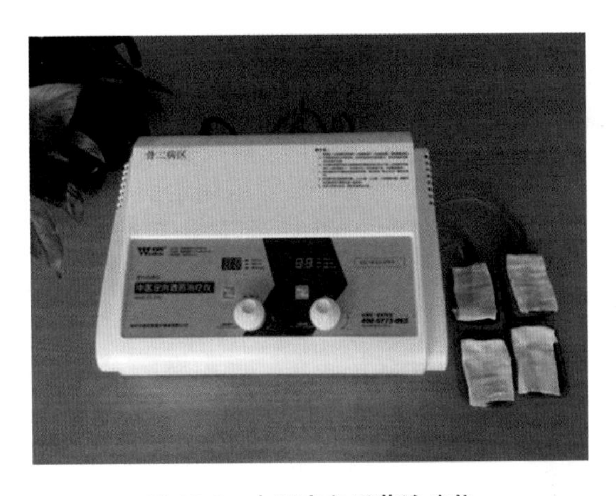

图 10-8　中医定向透药治疗仪

5．注意事项

（1）本仪器不得与高频手术设备、短波及微波设备同时使用，不可将电极

放于心脏前后相对位置。

（2）电极板下的纱布要用药液浸透，治疗过程中不得移动电极位置，尽量保持同一位置。

（3）皮肤破溃、过敏处不得摆放电极。

（4）首次接受治疗强度不宜过大，根据患者的耐受情况逐步增加。

（七）红外偏振光治疗规程

1．功能、主治、取穴

（1）功能：温经通络、消炎止痛。

（2）主治：风寒湿痹导致的肩胛上背部疼痛、腰腿痛等。

（3）取穴：中府、肩贞、肩髎、天宗等。

2．禁忌证

（1）眼睛、性腺、阴部、孕妇腹部禁忌照射。

（2）对光线过敏者、出血性疾病患者禁用。

（3）恶性肿瘤、心脏病、安装心脏起搏器、高热抽搐及凝血功能障碍者禁用。

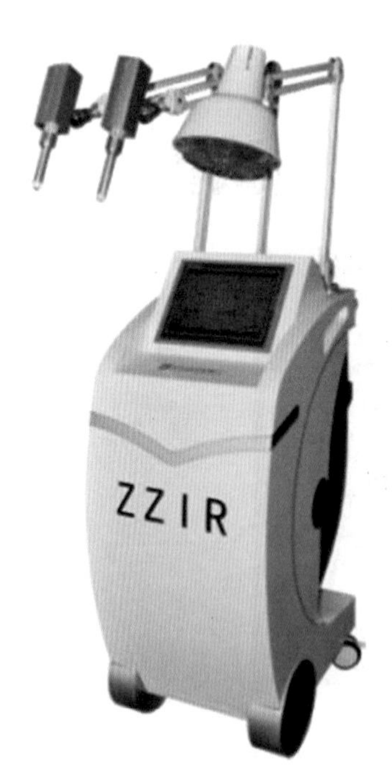

图 10-9 红外偏振光治疗仪

3．告知

（1）告知患者治疗 2 ～ 3 分钟后有温热针刺感。

（2）嘱患者不要自行变换体位。

4．仪器设备 红外偏振光治疗仪（图 10-9）。

5．注意事项

（1）红外偏振光取穴方法：每个穴位照射 5 分钟，整个疗程持续 10 分钟。

（2）照射后用乙醇棉球擦拭照射头前端，避免交叉感染。

（3）最高光输出功率 1000 mW，以最大功率照射同一部位时间过长会引起烫伤。光输出可以控制及调节，首次治疗时根据病情选输出功率、照射时间，以免发生烫伤。

（4）用治疗输出 1 照射，每次治疗时间最长不超过 15 分钟；用治疗输出 2 照射，每次治疗时间最长不超过 25 分钟。用治疗输出 1 照射时，选择功率一般不超过 90 mW，以照射部位有轻微针刺感为佳；用治疗输出 2 照射时，一般选择功率 60 ～ 100 mW，以照射部位有温热感为佳。

（5）切勿隔着衣物照射。

（八）案例介绍

1．案例一

患者，男性，63 岁。右肩部疼痛 3 天，局部发凉，疼痛遇冷加重，肩部活动不受限，舌淡、苔白，脉弦，VAS 评分 6 分。诊断为风寒闭阻型肩周炎。

治疗：

（1）中药熏蒸治疗：按照风寒闭阻证熏蒸组方为患者进行中药熏蒸治疗，治疗部位为肩部及后背部，每日 2 次，每次 30 分钟。

（2）中药湿敷治疗：蒸煮相应证型中药包，于熏蒸治疗后为患者湿敷肩部及上肢，每日 2 次，每次 30 分钟。

（3）拔罐治疗：取穴大椎、肩井、中府、肩贞、肩髎、天宗，定罐 5 ～ 10 分钟，每日 1 次。

（4）穴位敷贴疗法：取阿是穴为患者贴敷中药敷贴，每日 2 贴，于睡前贴，第 2 日早晨揭除。

（5）推拿及针灸治疗。

患者经治疗 1 周后，VAS 评分 2 分，肩部疼痛、发凉情况较前明显改善。

2．案例二

患者，男性，60 岁。右肩部麻木、疼痛半年，局部发凉，不能举肩，疼痛遇冷加重，肩部活动受限，舌淡、苔白，脉弦滑，VAS 评分 8 分。诊断为寒湿凝滞型肩周炎。

治疗：

（1）中药熏蒸治疗：按照寒湿凝滞证熏蒸组方为患者进行中药熏蒸治疗，治疗部位为肩部及后背部，每日 2 次，每次 30 分钟。

（2）中药湿敷治疗：蒸煮相应证型中药包，于熏蒸治疗后为患者湿敷肩部及上肢，每日 2 次，每次 30 分钟。

（3）拔罐治疗：取穴大椎、肩井、中府、肩贞、肩髎、天宗，定罐 5 ～ 10 分钟，每日 1 次。

（4）微波射频中药敷贴治疗：取阿是穴为患者贴敷中药，微波射频治疗 30 分钟，每日 1 次。

（5）红外偏振光治疗：取阿是穴及疼痛部位，每个穴位照射 5 分钟。

（6）推拿及针灸治疗。

患者经治疗 2 周后，VAS 评分 3 分，肩部麻、痛、发凉及活动情况较前明显改善。

3．案例三

患者，女性，55 岁。左肩部疼痛，拒按，肩部活动及手臂上举受限 1 年，夜间疼痛尤甚，加重 1 周。舌紫暗、脉弦涩。VAS 评分 8 分。诊断为气滞血瘀型肩周炎。

治疗：

（1）中药熏蒸治疗：按照气滞血瘀证熏蒸组方为患者进行中药熏蒸治疗，治疗部位为肩部及后背部，每日 2 次，每次 30 分钟。

（2）中药湿敷治疗：蒸煮中药包，于中药熏蒸治疗后为患者湿敷肩部及上肢，每日 2 次，每次 30 分钟。

（3）微波射频中药敷贴治疗：将中药敷贴贴于疼痛部位，射频照射 30 分钟，每日 1 次。

（4）中频药物导入治疗：将电极片置于疼痛部位导入药物，每日 1 次，每次 30 分钟。

（5）推拿及针灸治疗。

患者经治疗 2 周后，VAS 评分 2 分，肩部活动及手臂上举情况较前明显改善。

4．案例四

患者，女性，59 岁。右肩部疼痛、麻木 1 年余，劳累后加重，休息后减轻，活动不受限，伴有心慌、气短、神疲乏力，舌淡、苔薄白，脉弦细。VAS 评分 5 分。诊断为气血亏虚型肩周炎。

治疗：

（1）中药熏蒸治疗：按照气血亏虚证熏蒸组方为患者进行中药熏蒸治疗，治疗部位为肩部及后背部，每日 2 次，每次 30 分钟。

（2）中药湿敷治疗：蒸煮相应证型中药包，于熏蒸治疗后为患者湿敷肩部及上肢，每日 2 次，每次 30 分钟。

（3）微波射频中药敷贴治疗：将中药敷贴贴于疼痛部位，射频照射 30 分钟，每日 1 次。

（4）推拿及针灸治疗。

（5）中药食疗方。

患者经治疗 2 周后，VAS 评分 2 分，肩部麻、痛、乏力症状较前明显改善。

二、肩周炎常用西药

（一）口服药物

1．非甾体抗炎药　非甾体抗炎药（NSAID）的主要药理作用为解热、镇痛、抗炎，是目前治疗急性和慢性炎症的常用药物。在肩周炎的治疗中，NSAID 也被广泛应用。NSAID 分为非特异性 COX 抑制药、选择性 COX-1 抑制药、选择性 COX-2 抑制药和特异性 COX-2 抑制药，常用的药物有口服的吲哚美辛（消炎痛）、阿司匹林、非那西林、美洛昔康、双氯芬酸钠、氟比洛芬等，外用的双氯芬酸钠乳剂、氟比洛芬贴剂、吡罗昔康贴剂等。

当组织发生慢性炎性反应时或受到创伤后，病变部位会释放缓激肽、组胺、PGE_2 等致痛物质，引发疼痛。同时释放的前列腺素分泌 COX-2，引发炎症，导致疼痛神经兴奋，对炎性疼痛起放大作用。

NSAID 对轻度至中等程度疼痛及慢性疼痛效果较好，而对血管绞窄及平滑肌缺血所致疼痛无效。另外，NSAID 对于急性创伤的镇痛效果较差。其镇痛特点是起效迅速，可以迅速缓解疼痛，减轻炎性反应及肿胀等症状，但作用时间较短，仅可以缓解疼痛，对于疾病的进程没有阻止作用，同时也有抗炎、解热的作用。

NSAID 的镇痛机制：通过抑制环氧化酶来抑制前列腺素的合成，以减轻血管扩张，改善毛细血管通透性，减少白细胞趋化及痛觉增敏的作用。

随着 NSAID 的使用，其不良反应被人们广泛认识。

（1）胃肠道不良反应：发生率高，程度不同，差异较大，主要包括上腹部不适、恶心、呕吐、嗳气、反酸、食欲减退等。严重者可出现出血、穿孔。应当注意的是，有溃疡病史的患者应用 NSAID 时，消化道溃疡发生率将显著增高，有研究表明其是普通人群的 14 ～ 17 倍。长期口服非甾体抗炎药的患者中，有 35% ～ 60% 的患者出现消化道的症状，消化性溃疡的发生率为 10% ～ 20%[1]。而 COX-2 抑制剂可能会减少胃肠道不良反应[2]，但对此研究结果尚有争议。

（2）心血管不良反应：NSAID 可导致严重的心血管不良事件，如心肌梗死和卒中。虽然这一结果有一定的不确定性，但是非甾体抗炎药对心血管的安全性尚无明确证据证明。发生的机制可能是破坏了凝血机制之间的平衡，而促进凝血的心血管不良事件发生。

（3）肝损害：有些 NSAID 主要经肝代谢，长期用药可能引起不同程度的肝功能损害，从轻度的转氨酶升高到重症的肝细胞坏死。临床表现早期主要为乏力、恶心、呕吐等症状。因此，在使用 NSAID 时要小剂量、短疗程，从而减少肝损害的发生。

(4) 肾功能损害：通常发生在使用药物 1 周左右，以肢体末梢水肿为主，可引起尿蛋白、管型，严重者可能出现急性肾衰竭等，其中以吲哚美辛和保泰松较易发生。

(5) 过敏反应：NSAID 的过敏反应常有发生。轻度的过敏反应可有皮疹、瘙痒、剥脱性皮炎、血管神经性水肿等症状，严重的过敏反应可能出现支气管哮喘、喉头水肿等。有的患者可诱发哮喘持续状态，偶有死亡病例，其中女性发生率更高。

(6) 妊娠期不良反应：孕妇服用阿司匹林可诱发妊娠期急性脂肪肝，导致产前、产后和分娩时出血。吲哚美辛可能会引起胎儿畸形[3]。

因此，在使用 NSAID 时要注意：

1）使用 NSAID 疗程要尽量短、剂量要尽量小。

2）用药期间要严密观察，出现不良反应时要及早处理。

3）服用药物期间禁酒，避免胃肠道损害。

4）为降低出血风险，NSAID 不要与抗凝血药联合使用。

5）同时使用两种及两种以上的 NSAID，可能会增加不良反应的发生率。

2．中枢肌肉松弛药 中枢肌肉松弛药作用于中枢神经系统，使紧张的骨骼肌松弛，从而达到缓解疼痛的目的。常用的药物有氯唑沙宗、乙哌立松、强筋松等。

(1) 氯唑沙宗：为中枢性肌肉松弛药。目前中枢性肌肉松弛药的作用机制尚未明确，可能是通过不同的途径作用于大脑皮质下中枢，可以缓解骨骼肌痉挛，产生肌肉松弛作用。另外，中枢肌肉松弛药也可以缓解平滑肌痉挛，起到扩张血管、增加微循环的作用。本品可用于肩关节周围肌痉挛的治疗[4]。

由于可以产生副交感神经样作用，氯唑沙宗可能出现嗜睡、头晕、头痛和胃肠道刺激症状。通常情况下，氯唑沙宗不良反应轻微，停药后这些不良反应可缓解或消失。肝、肾功能损害者慎用。

(2) 乙哌立松：为中枢性肌松药，作用于中枢神经系统和血管平滑肌，减轻肌梭的灵敏度，且可通过扩张血管、改善血流、促使炎性渗出物的吸收，起到止痛的作用。乙哌立松的作用与氯唑沙宗类似，用于多种原因引起的肌紧张和痉挛性麻痹[5]。

不良反应可能有全身倦怠，偶有头晕、乏力、肌张力减退、困倦等症状，也可出现皮肤瘙痒、胃肠道不适等。偶发的严重不良反应包括休克、肝及肾功能异常等。停药或使用较少药量后，不良反应会减轻或消失。用药期间，应注意不宜从事驾驶车辆等有危险性的机械操作。本品无镇静及催眠作用[6]。

（3）强筋松：主要成分为苯丙氨酯，为镇静药，作用于中枢神经系统，通过抑制神经反射，起到缓解骨骼肌紧张的作用。强筋松用于一般焦虑及肌肉异常紧张引起的疼痛，也可用于肩周炎的治疗。强筋松具有较弱的镇静作用。不良反应为偶有嗜睡、头痛、乏力、腹胀及腹痛等消化系统症状。宜于饭后服用。

3．神经妥乐平　神经妥乐平可以调节去甲肾上腺及5-羟色胺能系统的功能，激活下行性抑制系统，达到镇痛的目的。于外周能够抑制激肽酶活性而减少缓激肽释放。对慢性神经刺激等所致痛觉过敏具有显著作用[7]。

同时，神经妥乐平可以扩张外周血管，恢复血小板的聚集功能，还可以改善神经组织周围局部微循环，增加供氧量，促使神经功能恢复，从而快速止痛。

不良反应包括以下几个方面。

（1）过敏症状：有时可出现皮疹、瘙痒、剥脱性皮炎等过敏反应，通常停药后会自行缓解，严重者需要就医。

（2）消化系统：有时会伴有胃部不适、食欲缺乏、腹泻、腹胀、腹痛、便秘、消化不良，偶尔有反酸、呕吐等症状。

（3）神经系统：偶有困倦、头晕、头痛等症状。

（4）其他：有时会出现倦怠、水肿，或者伴有心悸、发热以及皮肤感觉异常等症状[8]。

4．氨基葡萄糖　氨基葡萄糖为氨基单糖的衍生物，是合成蛋白聚糖所必需的重要成分。氨基葡萄糖是关节软骨的主要组成成分，是软骨基质和滑液中糖胺聚糖、蛋白聚糖、透明质酸的主要成分[9]。

氨基葡萄糖可刺激软骨细胞产生多聚体结构的糖蛋白，氨基葡萄糖蛋白聚糖可以抑制胶原纤维的拉伸力，增大软骨弹性。在退行性骨关节炎晚期，合成聚集葡萄聚糖的能力不断下降，关节软骨的弹性逐渐减弱而逐渐出现关节软骨退变、软骨下骨增生等骨性关节炎的表现。氨基葡萄糖可以防止皮质激素及减少损伤细胞的内毒素因子的释放[10]。

在体外试验中，补充氨基葡萄糖后，多形细胞就可以合成蛋白聚糖胶原复合体，附着于基质的原网骨架上，构成一个弹性体，可以起到缓冲和保护的作用。此外，氨基葡萄糖也具有抗氧化作用，延缓疾病的进程[11]。

在肩周炎的治疗中，氨基葡萄糖可以促进关节及滑囊滑液的生成，缓解关节软组织粘连，对肌腱、韧带、滑膜、滑囊等软组织也有修复作用。同时，由于氨基葡萄糖可以缓解关节炎的疼痛症状，改善关节功能，因此可以促进肩关节功能恢复。

氨基葡萄糖的不良反应较少。部分患者可能出现过敏反应，如皮疹、皮肤瘙痒和斑疹等。偶有轻微而短暂的腹胀、腹泻、便秘等消化系统症状。心血管系统可出现心悸、肢体水肿和心律失常，多数为一过性，停药或减药后症状会自行缓解。在中枢神经系统，偶尔可见头痛和失眠，轻度嗜睡，偶有幻觉、记忆丧失。对有壳水生动物提取的甲壳素过敏者，禁服氨基葡萄糖。本品肝损伤发生率很低[11]。

（二）外用药物

非甾体抗炎药外用剂型也具有解热、镇痛、抗炎作用，可透皮吸收。应注意的是，局部吸收同样会有全身作用。不良反应包括过敏、肝功能及肾功能损害。皮肤有创面时禁止使用。

丁丙诺啡是人工合成的阿片类部分受体激动药，作用类似吗啡。丁丙诺啡起效较为缓慢，但持续时间长，镇痛作用强。丁丙诺啡对呼吸有抑制作用，长期或大剂量应用有可能造成呼吸抑制，但是呼吸抑制作用较弱，由于其作用的主要位点在脊神经而非大脑神经，因此临床未见严重呼吸抑制发生[12]。

（三）局部注射用药

局部封闭治疗是肩周炎常用的治疗手段，主要的适应证是关节疼痛、活动障碍进行性加重。

1. **皮质类固醇** 皮质类固醇可通过多方面抑制滑膜细胞浸润和前炎症细胞因子表达，具有明确的抗炎作用，是关节腔内注射的最常用药物。

（1）醋酸曲安奈德稀释制剂：曲安奈德局部注射可以减轻或消除局部的无菌性炎症，促进注射局部水肿吸收及组织损伤的修复。本品在注射局部吸收缓慢。不良反应主要是局部刺激症状和过敏反应。长期使用可致皮炎、色素沉着，也可造成肌腱、韧带脆性增加，甚至断裂[13]。

（2）醋酸甲泼尼龙：作用与泼尼松龙相同，但副作用中水钠潴留作用较弱，无排钾的副作用。在关节腔内注射本品，作用维持时间由于药物分解和吸收较为缓慢而更持久。

（3）氢化可的松极稀制剂：极易溶于水，作用时间只有 6 天，可能导致局部脂肪堆积和色素沉着。

（4）复方倍他米松注射液（得宝松）：为复方制剂，其组分为二丙酸倍他米松及倍他米松磷酸钠。每支含二丙酸倍他米松按倍他米松计为 5 mg 和倍他米松磷酸钠按倍他米松计为 2 mg，可用于关节腔内及关节周围注射治疗关节炎。

不良反应：肌腱断裂及肌肉萎缩。局部注射或全身应用类固醇制剂治疗运动损伤，由此导致的肌腱和筋膜断裂的病例屡有报道，但并没有发生率的确切统计。

2．**透明质酸钠**　透明质酸钠是一种葡聚糖醛酸，广泛存在于人和动物的细胞间质、关节滑液等许多结缔组织中。关节腔内注射透明质酸钠可以增强关节液的黏稠性和润滑作用，起到保护关节软骨，保持其形态，促进关节软骨损伤的愈合与再生的作用；同时关节囊内注射本品后可以增加关节腔内润滑度，从而增大关节活动度，减少关节内组织的摩擦，起到缓解疼痛的目的；透明质酸钠还具有控制白细胞吞噬作用，起到抗炎作用；防止纤维组织的形成，防止关节挛缩[14]。

（杨　莹）

参考文献

[1] 张彩平，申慧珍．非甾体类抗炎药的不良反应表现及预防措施的探讨［J］．世界最新医学信息文摘，2018，18（95）：25-26.

[2] 杜时雨．非甾体抗炎药所致消化道出血的防治［J］．中国临床医生，2012，40（6）：8-11.

[3] 袁本红．非甾体抗炎药不良反应发生的表现及预防措施［J］．中国现代药物应用，2017，11（23）：195-196.

[4] 胡增峣，徐岚，闫蓉，等．芍药苷作用于神经系统的研究进展［J］．中国中药杂志，2013，38（3）：297-301.

[5] 孙武，朱立国，高景华，等．手法松解联合盐酸乙哌立松片口服治疗腰背肌筋膜炎的临床研究［J］．中医正骨，2016，28（9）：23-26.

[6] 张欣泰．萘丁美酮单用与联合盐酸乙哌立松治疗中老年肩周炎的疗效对比［J］．中国药业，2014，23（15）：118-119.

[7] 张牧龙．痛点注射联合肌注神经妥乐平治疗肩周炎的临床疗效观察［J］．中国医学工程，2014，22（7）：81.

[8] 朱韶峰，刘辉，杨轶萍，等．牛痘疫苗接种家兔炎症皮肤提取物联合α-硫辛酸治疗糖尿病周围神经病变的疗效观察［J］．中国疼痛医学杂志，2014，20（6）：421-423.

[9] 刘志强，车兆义．氨基葡萄糖治疗骨关节炎的药理作用［J］．中国医药指南，2014，12（1）：44-45.

[10] 杨宝华．氨基葡萄糖联合硫酸软骨素治疗膝骨关节炎的效果［J］．临床医学研究与实践，2018，3（35）：83-84.

[11] 纪立伟，傅得兴．氨基葡萄糖的药理作用及安全性［J］．中国药学杂志，

2007，42（19）：1513-1516.

[12] 庞智晖，郭富明，周勇，等．丁丙诺啡透皮贴剂治疗骨科中重度慢性疼痛1241例回顾分析［J］．中国疼痛医学杂志，2019，25（4）：309-311+314.

[13] 万翔．曲安奈德注射液在肩周痛点注射结合中药内服治疗肩周炎的疗效［J］．现代养生，2017，3：180-181.

[14] 周国庆，张翠芳．玻璃酸钠关节腔内注射联合医用臭氧痛点阻滞治疗肩周炎的疗效观察［J］．中国医院用药评价与分析，2017，17（3）：356-357+360.

第十一章　肩周炎中医综合诊疗方案的建立

一、肩周炎的基础治疗方法

肩周炎的治疗方法有很多种，包括保守治疗和外科治疗。没有证据表明某一种治疗方法明显优于另外一种治疗方法，也不确定几种治疗方法的组合能够达到更好的效果。现将目前常见的肩周炎的治疗方法总结如下：

(一) 基础药物治疗

在没有相关药物禁忌证的情况下，非甾体抗炎药（NSAID）是肩周炎最为常用的一线止痛药物，保守治疗和手术治疗都将其作为不可或缺的部分。尽管这些药物被广泛使用，但文献中并没有有力证据等级去证明该类药物治疗肩周炎的有效性。除了非甾体抗炎药外，类固醇激素常用于肩周炎的治疗，主要分为局部注射治疗和口服治疗。Blanchard 等 [1] 通过系统性评价研究认为类固醇激素局部注射治疗后前 6 周与物理疗法相比效果显著，而随着时间的推移，这种差别逐渐减小。由于口服激素的副作用，临床研究较少，临床上使用类固醇激素治疗大部分联合其他治疗，所以激素治疗的效果如何缺少证据支持 [2]。

(二) 基础中药分型治疗

肩周炎属中医“漏肩风”“冻结肩”“五十肩”等范畴，多发于 50 岁左右的中年人群，多因长期劳损、外伤或肩部外露、贪凉，导致肩关节及其周围的肌肉、肌腱、韧带、腱鞘、滑囊等软组织的急性和慢性损伤，或退行性变，致使局部产生无菌性炎症，从而引起肩部疼痛和功能障碍。临床上常根据病因和病机将其分为风寒闭阻型、寒湿凝滞型、气滞血瘀型、气血亏虚型、肝肾亏虚型等，并根据辨证分型选用对应方药进行治疗 [3]。

(三) 基础针灸治疗

2015 年肩周炎循证针灸临床实践指南建议针灸治疗肩周炎采用分期施治原则 [4]：急性期以缓解疼痛为主，建议毫针刺、远端取穴、泻法强刺激。推荐

“条口穴透承山穴”和“局部邻近穴配合条口穴”两种方案。在此基础上，建议配合运动针法、电针、特定电磁波谱（TDP）照射等辅助治疗以增强疗效。慢性期及功能恢复期以纠正肩关节功能及活动障碍为主，建议采用毫针或配合电针，以局部取穴为主，配合循经及辨证取穴，取穴肩髃、肩髎、臂臑、阿是。辨证配穴：风寒闭阻型配大椎、阴陵泉；气滞血瘀型配间使、三阴交；气血亏虚型配足三里、合谷。同时配合艾灸、火针、刺络、拔罐、刮痧多种疗法，建议多种方法合用。

（四）基础手法术式治疗

推拿手法治疗肩周炎由于安全性好，便于操作，临床应用广泛，疗效显著。肩周炎不同的疾病分期，具有不同的临床表现。由于地域特点，手法流派较多，每个流派术者的治疗理念不同，手法各异。如张云亮等观察分析叶希贤老中医采用叶氏九步正骨手法治疗 64 例肩周炎患者疗效，总有效率为 100%。邬学群等以“施氏整肩三步九法”治疗 73 例肩周炎患者，有效率 98.63%，治愈率 67.12%，12 周后只有 2 例复发。贾琦等以点穴为主治疗肩周炎，点按天鼎、中府、云门、肩髃、肩贞、手三里、曲池、合谷等穴，以出现酸、胀、麻、痛感为度。但主要手法操作分为两类：一是放松手法，二是正骨手法。目前手法治疗肩周炎疗效确切，然而多停留在临床经验的总结，疗效评价尚无统一的标准[5~8]。

（五）疼痛专业基础介入治疗

疼痛专业应用肩关节腔注射治疗取得良好疗效，临床上常注射复方倍他米松、玻璃酸钠、臭氧等以消炎、止痛，改善肩关节活动和功能。随着肌骨超声的发展，临床上应用超声引导下肩关节腔注射治疗，其定位精确、安全、有效，取得良好的临床疗效[9]。

（六）麻醉下手法松解术

麻醉下手法松解术常用于保守治疗失败时，通常无需全身麻醉，仅在静脉麻醉下即可进行。操作时，术者握住患者肱骨近端和腕关节，依次进行肩关节各个方向粘连松解（前屈上举松解下方；体侧外旋松解前方；外展外旋松解上方；外展内旋松解后方），患者的关节活动度在术后即刻即可得到明显改善。但其治疗冻结肩的有效性及安全性目前仍受争议。

（七）关节镜下关节囊松解术

随着微创外科的发展，关节镜下关节囊松解术逐渐成为对肩周炎关节僵硬期外科干预的重要手段，对于改善患者的疼痛以及恢复关节活动度具有明显疗效。手术要求行基础麻醉，先对患者进行肩关节的体格检查，记录患者术前肩关节活动度，明确患者肩关节活动受限程度。之后建立肩关节镜手术通道，先在关节镜下探查，进一步明确诊断。关节镜下关节囊松解术主要包括切除肩袖间隙处的炎症滑膜，松解盂肱上韧带、喙肱韧带和前方关节囊，松解肩胛下肌腱，分离肩下方关节囊。关节镜下关节囊松解术分为有选择性松解法和非选择性松解法，而具体使用哪种方法以及松解程度，目前尚无统一的标准及指南[10、11]。

（八）针刀疗法

针刀疗法是将针刺疗法的“针”和手术疗法的“刀”结合起来，通过刀的切割解除了粘连、瘢痕的机械性压迫和牵拉对感觉神经末梢的作用。目前，大部分医师都采用明显的压痛点为进针部位。但有些医师主张选取进针点时应结合具体的病变部位。目前以中国针灸学会微创针刀专业委员会制订的针刀医学临床诊疗与操作规范中对肩周炎针刀治疗为规范操作。

（九）康复功能锻炼基础

目前，对肩周炎的现代康复治疗主要是运动疗法。运动疗法又分为主动运动、助力运动、被动运动及关节松动术。主动运动主要是指导患者自行做肩外展、屈曲、后伸、绕环、旋肩、扩胸、展翅、体后拉手和爬墙等练习，运动要循序渐进，根据患者不同的受限方向制订适合患者本身的锻炼方案，让患者建立信心和自我监督的心理机制，以使方案得以实现。助力运动多借助器械，可以帮助患者完成一些徒手难以做到的动作，并且增加运动治疗的趣味性。在被动运动中，运动幅度宜由小到大，循序渐进。关节松动术是近年临床治疗肩周炎的常用方法，应用较广。关节松动术利用关节的生理运动及附属运动，通过一系列神经生理学反应达到治疗目的，主要是缓解疼痛、促进关节液的流动、松解粘连和增加本体反馈[12]。

对于肩周炎的治疗，目前没有统一的标准化治疗流程，对每种治疗方法的疗效评价也缺少循证医学证据。笔者认为，应根据本病的分期特点、病程长短及患者对治疗的反应进行选择。传统的保守治疗（如药物、锻炼、理疗、注射治疗）对于大多数患者有效，应该作为治疗的首选。外科治疗手段因治疗费用较多及风险较大，应该作为二线治疗。每一种治疗方法都有其优势，也有劣势，应将目前治疗进行整合，形成一种切实可行、有效、安全且便于掌握和推广的综合诊疗方案[13~15]。

二、肩周炎中医综合诊疗方案的建立

由于肩周炎治疗方法繁多，缺乏标准的诊疗方案。20 世纪 50 年代，天津中医药大学第一附属医院骨伤科专家叶希贤积极探索冻结肩的中医诊疗方案，其中重要的干预技术为叶氏九步正骨手法。由于叶氏九步正骨手法操作难以掌握，经过四代人不断的临床与科学研究，凝练出三维动态牵伸回旋法。同时发现单一手法控制疼痛起效时间较慢，经广泛吸收多学科的前期研究成果，将针刺介入及影像超声引导及可视化微创手术及康复功能训练等成果进行综合，建立系统的诊疗方案（图 11-1）。

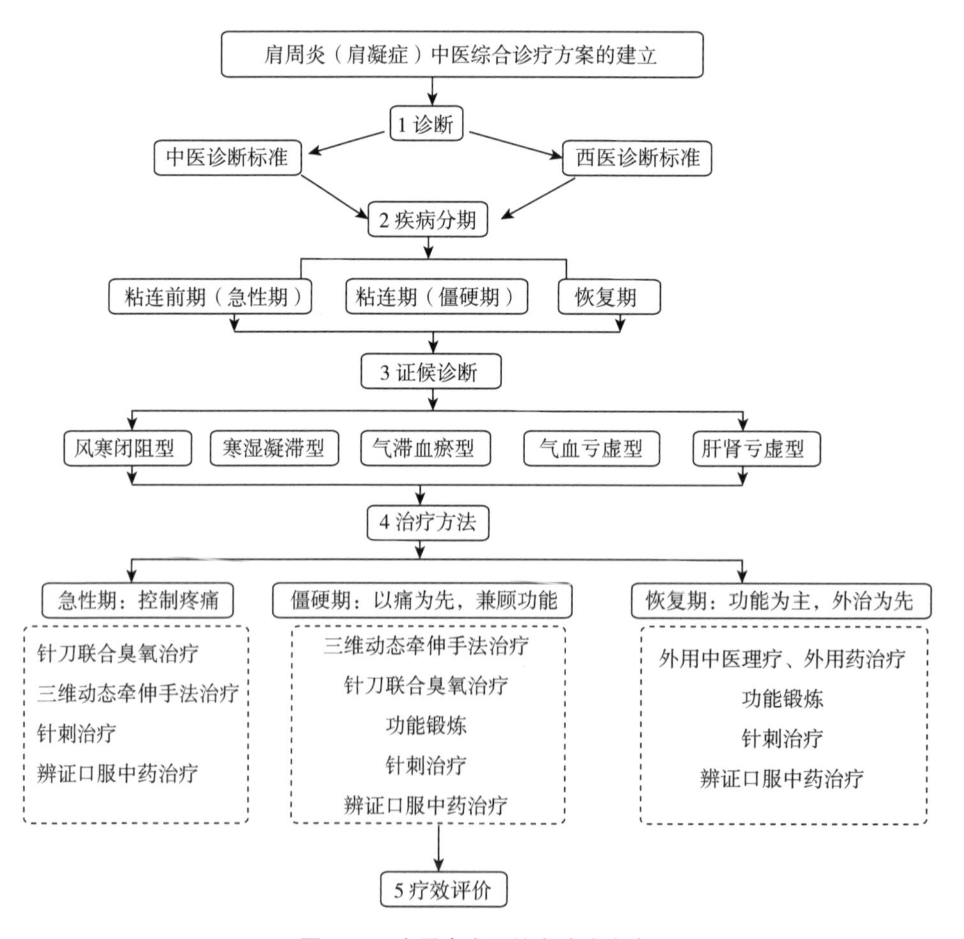

图 11-1 肩周炎中医综合诊疗方案

该体系的建立遵循分期治疗原则，具体的操作技术借鉴整合医学理念。分期的选择：原则上急性期以控制疼痛为主；僵硬期以痛为先，兼顾功能；恢复期以功能为主，外治为先，减少副作用。具体操作技术采用内外兼治，以关节局部病变与整体体质综合考虑进行治疗。四诊合参，以传统四诊与先进诊断及评估技术相互印证。界限融合，将局部麻醉与无麻醉，可视与盲视，经皮介入与非介入，体位变换，手法互鉴，融合互补，依受限方向依次手法操作，多项干预，序贯治疗。靶向明确，触诊引导可视化介导，以痛为腧，去神经化。逆阻力方向辨位施术，瞬间占位[16、17]。

（一）病名

中医病名：肩凝症、五十肩等。

西医病名：肩关节周围炎（肩周炎）。

（二）诊断

1．疾病诊断

（1）中医诊断标准：参照国家中医药管理局《22个专业95个病种中医诊疗方案》；中华人民共和国中医药行业标准《中医病证诊断疗效标准》（ZY/T001.1 ～ 001.9—94）。

中医病名：肩痹、漏肩风、五十肩、肩凝症，属于中医痹症范畴[18]。

1）50岁左右发病，女性发病率高于男性，右肩多于左肩，多见于体力劳动者，多为慢性发病。

2）症状与体征：肩周疼痛，以夜间为甚，常因天气变化及劳累而诱发，肩关节活动及功能障碍。肩部肌肉萎缩，肩前、后、外侧均有压痛，外展功能受限明显，出现典型的“扛肩”现象。

3）辅助检查：X线检查多为阴性，病程久者可见骨质疏松。

（2）中西医诊断：参照国家中医药管理局《22个专业95个病种中医诊疗方案》；胥少汀等主编《实用骨科学》第3版，人民军医出版社，2005年）。

1）症状与体征：该病呈慢性发病，多数无外伤史，少数仅有轻微外伤。主要症状是逐渐加重的肩部疼痛及肩关节活动障碍。①疼痛位于肩前外侧，有时可放射至肘、手及肩胛区，但无感觉障碍。夜间疼痛加重，影响睡眠，不敢患侧卧位。持续疼痛可引起肌肉痉挛和肌肉萎缩。肩前、后方，肩峰下，三角肌止点处有压痛，而肱二头肌长头肌腱压痛最明显，当上臂外展、外旋、后伸时疼痛加剧。②早期肩关节活动仅对内旋、外旋有轻度影响，检查时应固定肩胛骨，两侧比较。晚期上臂处于内旋位，各个方向活动均受限，但以外展、内旋、外旋受限明显，前后方向的活动一般是存在的。此时肩部肌肉明显萎缩，有时因并发血管痉挛而发生上肢血液循环障碍，出现前臂及手部肿胀、发凉及手指活动疼痛等症状。

2）X线检查：可无明显异常。肩关节造影有肩关节囊收缩、关节囊下部皱褶消失，肩周炎后期可出现严重的骨质疏松改变，特别是肱骨近端，重者有类似“溶骨性”破坏的表现，但通过病史及局部查体很容易与骨肿瘤鉴别。

2．疾病分期　参照李平华主编《肩周炎》（人民军医出版社，1995年）。

（1）粘连前期（急性期）：主要表现为肩周部疼痛，夜间加重，甚至影响睡眠，肩关节功能及活动正常或轻度受限。

（2）粘连期（僵硬期）：肩痛减轻，但疼痛酸重不适，肩关节功能及活动受限严重，各方向的活动范围明显缩小，甚至影响日常生活。

（3）恢复期：疼痛改善，肩关节功能及活动改善。

3．证候诊断　参照国家中医药管理局《22个专业95个病种中医诊疗方案》；中华人民共和国中医药行业标准《中医病证诊断疗效标准》（ZY/T001.1～001.9—94）。

（1）风寒闭阻型

主证：肩部疼痛，发病急，病程较短，疼痛局限于肩部，多为钝痛或隐痛，上肢活动不受限，局部发凉，得温则舒，遇冷加重，舌苔白，脉浮或紧。

（2）寒湿凝滞型

主证：肩部疼痛，昼轻夜甚，病程较长，因痛而不能举肩，肩部感寒冷、麻木、沉重、畏寒，得暖稍减，舌淡胖，苔白腻，脉弦滑。

（3）气滞血瘀型

主证：病久肩痛或肩部外伤，痛有定处，夜间痛甚，局部疼痛剧烈，呈针刺样，拒按，肩关节活动受限或局部肿胀，皮色紫暗，面色灰暗，舌质紫暗，脉弦细涩。

（4）气血亏虚型

主证：肩部疼痛、麻木，疼痛隐隐，劳累后加重，休息后减轻，神疲乏力，局部肌肉萎缩，肢体软弱无力、肌肤不泽，心慌，气短，舌淡，苔薄白，脉细弱无力。

（5）肝肾亏虚型

主证：肩部酸痛、麻木，肢体软弱无力，劳累后加重，休息后减轻，头晕，目眩，腰膝酸软，五心烦热或面色㿠白，舌光少苔，脉沉细无力。

（三）治疗方法

1. **急性期**　急性期治疗的原则是控制疼痛。治疗中最重要的是肩周痛点针刀联合臭氧注射，其次是三维动态牵伸回旋法，再次为针刺治疗及辨证口服中药治疗。针刀治疗可以通过物理切割对早期的粘连进行松解，局部痛点及肩关节腔内臭氧注射可以利用臭氧的强氧化性使肩关节腔内外的炎性致痛因子减少，以控制疼痛。由于气体的膨胀作用，肩关节腔内的臭氧注射还能预防早期肩关节囊的挛缩。如果医院没有臭氧，可以用含复方倍他米松的疼痛液替代，针刀联合臭氧注射治疗一般为每周 1 次。

（1）针刀联合臭氧注射治疗

1）体位：患者可选用坐位或侧卧位，以舒适为准，充分暴露患肩以方便操作，手臂自然放于躯体侧面。

2）定点：用记号笔标记喙突、结节间沟、肩峰下、肱骨大结节后方、小圆肌止点，肩胛下肌止点。

3）皮肤消毒：术者戴帽子、口罩、无菌手套，常规聚维酮碘术区消毒 3 遍，铺无菌洞巾。

4）局部麻醉及臭氧注射：局部麻醉药采用 2% 利多卡因注射液与等量生理盐水配比成 1% 利多卡因注射液，臭氧浓度为 30 μg/ml。含复方倍他米松的疼痛液配比为 2% 利多卡因 1 ml ＋复方倍他米松 1 ml ＋ 0.9% 生理盐水 6 ml，根据需要可以按比例成倍数增加或减少疼痛液量。局部麻醉：先抽取配比的 1% 利多卡因注射液 5 ml，每个点注射 1 ml，首先在皮肤和黏膜内注射使成一小皮丘，再由浅至深，分层注射，一般均可达到骨面，每次注药前都需先回抽无血后再注药，以免误入血管。为了避免重复穿刺，注射完局部麻醉药后使注射器与针头分离，针头留在体内，将 1 ml 臭氧或配比好的疼痛液注入。肩关节腔内臭氧的注射可选择在肩峰下或肱骨大结节后方痛点处进行，局部麻醉满意后，朝肩关节方向调整针尖进入，回抽无血后注入 2 ml 浓度为 30 μg/ml 的臭氧。

5）定向：针刀入针方向一定要与痛点所处解剖纵轴平行进针，具体见针刀操作部分。

6）针刀操作[19]

喙突点：针刀与皮肤垂直进针，刀口线与上肢长轴一致，按针刀操作四步规程，触诊引导下刺入达喙突骨面，纵行疏通 3 刀。

结节间沟处：针刀与皮肤垂直进针，刀口线与上肢长轴一致，按针刀操作四步规程，触诊引导下刺入达结节间沟外侧骨面，用提插刀法松解 3 刀，切开喙横韧带。

肩峰下：该点为三角肌中束，针刀与皮肤垂直，刀口线与肱骨长轴一致，按针刀操作四步规程，触诊引导下刺入达三角肌中束处，用提插刀法松解3刀。

小圆肌止点：肱骨大结节后下方，针刀与皮肤垂直，刀口线与肱骨长轴一致，按针刀操作四步规程，触诊引导下刺入达肱骨大结节后下方小圆肌止点处，用提插刀法松解3刀。

肩胛下肌止点：该止点在肱骨小结节处，针刀与皮肤垂直，刀口线与肱骨长轴一致，按针刀操作四步规程，触诊引导下刺入达肱骨小结节骨面，纵行疏通3刀。

操作后局部压迫止血3分钟后，以创可贴覆盖，48小时内避免沾水。

（2）三维动态牵伸回旋法：在针刀操作后即刻进行。

外展牵伸法：患者取坐位，术者一手放在患者患肩肱骨头部，一手握患者同侧手掌。将患侧上肢外展，以术者扶握患肩的手为定点，以握手掌的手为动点，给予患侧肩关节一牵伸力，使患侧肘关节做被动屈伸，进行上肢在外展位上的牵伸运动。此时，盂肱关节沿着冠状面同时垂直于矢状面做被动运动。术后即刻做1次。

跨躯体内收外旋法：患者取坐位，屈肘90°并行前屈内收外旋运动。当患者做此运动到最大限度时，术者一手（定点）固定患者肘关节，一手（动点）握患者腕部，运用定点和动点双手，使患者前臂在体前做向外运动，从而在上臂跨躯体内收外旋时向外旋拉肩关节。此时，盂肱关节沿着水平面同时垂直于冠状面做被动运动。术后即刻做1次。

跨躯体外展内旋法：患者取坐位，屈肘90°并行外展后伸内旋运动。当患者做此运动到最大限度时，术者一手（定点）固定患者肩关节，一手（动点）握患者腕部，运用定点和动点双手，使患者前臂在后背做向上运动，从而在上臂跨躯体外展内旋时向上旋拉肩关节。此时，盂肱关节沿着矢状面同时垂直于水平面做被动运动。术后即刻做1次。

反手于背归合挤压法：患者取侧卧位，患肩朝上，术者位于患者背侧。将患侧上肢屈肘并反手于后背，术者侧身面朝患者枕部方向，双手十指交叉，形成半球状紧扣患侧肩关节，双手的大、小鱼际肌紧贴肩关节前后两面并给予前后两壁一归合力。此时，术者用近侧股四头肌平面抵住患肢前臂，躯干向患者头部行一挤压力，使患肩相对于患者躯体做上下运动。术后即刻做1次。使用上法隔日治疗1次，每次20分钟（准备手法5分钟，治疗手法10分钟，反手于背归合挤压法5分钟），7次为1个疗程，疗程间休息1天，共2个疗程[20]。

（3）针刺治疗

主穴：肩前、肩髎、肩髃、臑俞、外关、合谷。

配穴：若风寒重，可加用风门、风池；若湿重，可加用曲池、阴陵泉；若有瘀滞，可加用肩贞、阳陵泉、条口；若气血虚，加足三里、气海、血海。

治则：平补平泻，时间20分钟。

（4）辨证口服中药治疗[21、22]

1）风寒闭阻型

主证：肩部疼痛，发病急，病程较短，疼痛局限于肩部，多为钝痛或隐痛，上肢活动不受限，局部发凉，得温则舒，遇冷加重，舌苔白，脉浮或紧。

主证分析：正气不足之人，腠理疏松，风寒侵袭于肩部的肌肤经络，痹阻于肩部，使肩部气血运行不利，不通则痛，不荣则痛，故见肩部疼痛，局部发凉。因病程短，风寒仅袭肌表，故其痛较轻。苔白、脉浮或紧，均为寒邪在肌表之证。

治则：祛风散寒、通络止痛。

方药：蠲痹汤加减。

制草乌15 g（先煎）、制川乌15 g（先煎）、鬼箭羽15 g、石楠藤15 g、
秦艽12 g、白芍15 g、当归15 g、桑枝20 g、
羌活12 g、威灵仙10 g、甘草10 g。

方解：方中制草乌、制川乌为君药，祛风散寒，搜剔经络中的风寒邪气。石楠藤、秦艽、桑枝、羌活、威灵仙通络止痛，配以鬼箭羽活血、理气、止痛。当归、白芍活血，和营止痛。甘草缓和川乌、草乌之性，以防伤正气。诸药共奏祛风散寒、通络止痛之功。

2）寒湿凝滞型

主证：肩部疼痛，昼轻夜甚，病程较长，因痛而不能举肩，肩部感寒冷、麻木、沉重、畏寒，得暖稍减。舌淡胖，苔白腻，脉弦滑。

主证分析：患者脾肾阳虚，正气不足，或因冒雨涉水，感受寒湿之邪侵及，滞留局部。日久寒湿内结，致使局部经脉闭阻，故见局部疼痛、麻木。寒凝邪实，故疼痛剧烈、畏寒。湿性重着，故有沉重感，得温则痛稍减。舌淡胖、苔白腻、脉弦滑均为寒湿之证。

治则：散寒解表、生津舒筋。

方药：葛根汤加减。

葛根30 g，桂枝12 g、白芍15 g、姜黄15 g、
羌活12 g、独活15 g、桑枝20 g、红花12 g、
川芎12 g、生姜10 g、大枣10枚、甘草10 g。

治法：祛风散寒、除湿止痛。

方解：方中葛根为君药，解肌散寒，生津通络。辅以桂枝，疏散风寒，和营止痛。白芍、甘草生津养液，缓急止痛。姜黄、羌活、独活、桑枝通络止痛，红花、川芎活血止痛，生姜、大枣调和脾胃，鼓舞脾胃生发之气。湿甚加薏苡仁、海桐皮。筋缩不利加木瓜。诸药配伍，共奏散寒解表、舒筋止痛之功效。

3）气滞血瘀型

主证：病久肩痛或肩部外伤，痛有定处，夜间痛甚，局部疼痛剧烈，呈针刺样，拒按，肩关节活动受限或局部肿胀，皮色紫暗，面色灰暗，舌质紫暗，脉弦细涩。

主证分析：肩部外伤，局部经络损伤，气血不畅。或久痛入络，血脉瘀阻，故见局部疼痛剧烈，呈针刺样且有定处，拒按，或肿胀。皮色紫暗，舌质紫暗，脉弦涩均为血瘀之证。

治则：活血化瘀、通络止痛。

方药：血府逐瘀汤加减。

柴胡 10 g、桃仁 12 g、红花 10 g、当归 10 g、
生地黄 15 g、川芎 10 g、桔梗 10 g、赤芍 10 g、
枳壳 10 g、桂枝 10 g、桑枝 20 g、甘草 6 g。

方解：此方的配伍特点，一是活血与行气相伍，既行血分瘀滞，又解气分郁结。二是祛瘀与养血同调，则活血而无耗血之虑，行气又无伤阴之弊。三是升降兼顾，既能升达清阳，又可降泄下行，使气血和调。方中桃仁破血行滞而润燥，红花活血化瘀以止痛，共为君药。桂枝、桑枝活血通经，引血上行。赤芍、川芎、生地黄、当归养血益阴，清热活血。桔梗、枳壳，一升一降，条畅气机。柴胡疏肝解郁，升达清阳，与桔梗、枳壳同用，尤善理气行滞，使气行则血行。甘草调和诸药。诸药配伍，共奏活血化瘀、通络止痛之功效。

4）气血亏虚型

主证：肩部疼痛、麻木，为隐痛，劳累后加重，休息后减轻，神疲乏力，局部肌肉萎缩，肢体软弱无力，肌肤不泽，心慌，气短，舌淡、苔薄白，脉细弱无力。

主证分析：久病体弱，气血亏虚，外邪乘虚侵袭，闭阻经络，肩部筋脉失于荣养，故见肩酸痛、麻木、肢软乏力、肌肤不泽、肌肉萎缩、神疲乏力。舌淡，脉细弱无力均为气血亏虚之证。

治则：益气温经、和血通痹。

方药：黄芪桂枝五物汤加减。

黄芪 30 g、秦艽 12 g、桂枝 12 g、当归 12 g、
白芍 12 g、川芎 10 g、生地黄 12 g、生姜 18 g、
大枣 4 枚。

湿甚加薏苡仁、海桐皮；筋缩不利加木瓜、鸡血藤、忍冬藤；痛甚加全蝎。

方解：本方黄芪益气、温经通络、调和营卫及气血不足，方中的桂枝可辛温助心阳，通经络，改善肩关节周围筋骨、经络等的血运，驱除肌表之邪，以缓解疼痛。当归、川芎、白芍、生地黄养血柔筋，生姜味辛，以佐桂枝、合芍药，调和阴阳，温养血脉。合大枣养胃气而发汗，以祛肌肉、筋骨之邪。寒甚加羌活、独活、附子祛除里寒之邪，温经止痛，治风痹等肢体麻木。筋缩不利加木瓜、鸡血藤、忍冬藤。痛甚加全蝎。诸药配伍，共奏益气养血、温经散寒之效。

5）肝肾亏虚型

主证：肩部酸痛、麻木，肢体软弱无力，劳累后加重，休息后减轻，头晕，目眩，腰膝酸软，五心烦热或面色㿠白，舌光少苔，脉沉细无力。

主证分析：多由久病耗伤，或禀赋不足，或房劳过度，或过服温燥劫阴之品而致精血亏损，不能濡养筋脉而致头晕，目眩，腰膝酸软，筋失所养日久，血不荣筋则出现肩部麻木、无力症状。舌光少苔，脉沉细无力亦为肾阴不足之证。

方药：左归丸加减。

熟地黄 20 g、山药 20 g、当归 15 g、川芎 10 g、
黄芪 20 g、党参 15 g、菟丝子 15 g、羌活 10 g、
鹿角霜 10 g、枸杞子 10 g、桑枝 20 g、桂枝 10 g。

治法：补肾益髓、养血通络。

方解：方中重用熟地黄、枸杞子补肾益精。鹿角霜为血肉有情之品，滋补肝肾、益精养血，偏于补阳，在补阴之中配伍补阳药，意在“阳中求阴”。菟丝子性平补肾。山药补脾益阴、滋肾固精。佐黄芪、当归、川芎养血柔筋，羌活、桑枝、桂枝温经，通络，止痛。

2．僵硬期　僵硬期即粘连期，该期治疗原则是以痛为先，兼顾功能。僵

硬期临床表现主要以疼痛和功能障碍为主。该期的治疗在控制疼痛的基础上，以恢复肩关节功能为主，以放松手法和三维动态牵伸回旋法为主，配合局部痛点针刀松解关节腔外粘连，行肩关节腔内外臭氧注射，辅助针刺治疗、功能锻炼及口服中药治疗，另外还有美式手法。

（1）手法治疗

1）放松手法：患者取坐位，施术者站在患者后面，揉按肩背肌肉，拿斜方肌，放松该部肌肉，解除肌肉痉挛。点按肩背部有关穴位，可选天宗、秉风、肩井、肩中俞，肩外俞等，以疏通经络，行气活血。肩周揉按，点阿是，旨在解除该部肌肉痉挛，松解粘连。局部筋结的分筋、弹筋，进一步松解粘连。点按肩部相关穴位，如肩髎、肩髃、肩臑等，有通经止痛的作用。揉按、点压上肢有关穴位及经络。穴位可选曲池、手三里、少海、内关、外关、合谷等，以达通经活络、行气止痛的目的。最后用抖按、擦挤的方法，再次放松肩背部肌肉。

2）三维动态牵伸回旋法：具体操作同急性期手法。

（2）美式手法操作标准（以患者仰卧位时左盂肱关节操作为例）

纵向牵引法：术者站在患侧，将患肢微向外展，微屈双膝夹住患肢，抓住肱骨远端的肱骨内、外上髁。术者内侧手虎口紧贴患者腋下向下按，外侧手手指环绕关节外侧，当按压手施加较大的力时，甚至双膝做一个快速的“跳动”，以纵向牵引肱骨。

指腹外推法：术者站在患侧，双膝夹住患肢肱骨内、外上髁，双手大拇指指腹沿肱骨中轴线固定肱骨近端。在用膝关节夹住并牵引肱骨的同时，双手指腹从内向外推动。

肩顶按压法：令患者患肢外展 90°，肘关节屈曲并将手放在患肩上，术者弓步站在患侧，面向患者头部，让患者肘部贴于术者肩部，术者双手环抱固定肱骨远端，以放在术者肩上的患肘作为支点，双手向下按压。

外展前推法：患者患肢外展 90°，术者站在患侧整脊床头侧，面向尾端，一手虎口紧贴患者肱骨近端上部，另一手固定患者肱骨远端，肱骨近端手向前推动。

内外旋牵引法：患者患肢外展 30° 并内旋，术者站在患侧，双腿夹住患肢，在患者肱骨内、外上髁处固定肱骨远端，并双手交叉固定患者肱骨远端。术者伸直双膝纵向牵引肱骨时，双手内旋肱骨。同时进行外旋牵引。

环转牵引法：术者弓步站于患侧，朝向整脊床头部，双手环绕固定患肢并使其前臂紧贴术者胸壁。术者利用重力施以一个柔和的牵引力，并在各个方向上进行环转运动。

上举摇臂法：患者患肢上举 90°，指尖向上。术者站在患侧，面朝患者，双手抓住患者手部，嘱患者尽可能放松手臂，升举手臂使其离开整脊床以便自由摇摆。术者摇动患肢，使盂肱关节发生摇摆动作，并在患者能承受的情况下加大外展动作。

（3）针刀联合臭氧注射治疗

1）体位：患者可选用坐位或侧卧位，以舒适为准，充分暴露患肩以方便操作，手臂自然放于躯体侧面。

2）定点：用记号笔标记喙突、结节间沟、肩峰下、肱骨大结节后方、小圆肌止点，肩胛下肌止点。

3）皮肤消毒：术者戴帽子、口罩、无菌手套，常规聚维酮碘术区消毒 3 遍，铺无菌洞巾。

4）局部麻醉及臭氧注射：局部麻醉药采用 2% 利多卡因注射液与等量生理盐水配比成 1% 利多卡因注射液，臭氧浓度为 30 μg/ml。含复方倍他米松的疼痛液配比为 2% 利多卡因 1 ml ＋复方倍他米松 1 ml ＋ 0.9% 生理盐水 6 ml，根据需要可以按比例成倍数增加或减少疼痛液量。局部麻醉：先抽取配比的 1% 利多卡因注射液 5 ml，每个点注射 1 ml，首先在皮肤和黏膜内注射使成一小皮丘，再由浅至深，逐层注射，一般均可达到骨面，每次注药前都需先回抽无血后再注药，以免误入血管。为了避免重复穿刺，注射完局部麻醉药后使注射器与针头分离，针头留在体内，将 1 ml 臭氧或配比好疼痛液注入。肩关节腔内臭氧的注射可选择在肩峰下或肱骨大结节后方痛点处进行。局部麻醉满意后，朝肩关节方向调整针尖进入，回抽无血后注入 2 ml 浓度为 30 μg/ml 的臭氧。

5）定向：针刀入针方向一定要与痛点所处解剖纵轴平行，具体见针刀操作部分。

6）针刀操作

喙突点：针刀与皮肤垂直进针，刀口线与上肢长轴一致，按针刀操作四步规程，触诊引导下刺入达喙突骨面，纵行疏通 3 刀。

结节间沟处：针刀与皮肤垂直进针，刀口线与上肢长轴一致，按针刀操作四步规程，触诊引导下刺入达结节间沟外侧骨面，用提插刀法松解 3 刀，切开喙横韧带。

肩峰下：该点为三角肌中束，针刀与皮肤垂直，刀口线与肱骨长轴一致，按针刀操作四步规程，触诊引导下刺入达三角肌中束处，用提插刀法松解 3 刀。

小圆肌止点：肱骨大结节后下方，针刀与皮肤垂直，刀口线与肱骨长轴一致，按针刀操作四步规程，触诊引导下刺入达肱骨大结节后下方小圆肌止点处，用提插刀法松解 3 刀。

肩胛下肌止点：该止点在肱骨小结节处，针刀与皮肤垂直，刀口线与肱骨长轴一致，按针刀操作四步规程，触诊引导下刺入达肱骨小结节骨面，纵行疏通 3 刀。

操作后局部压迫止血 3 分钟后，以创可贴覆盖，48 小时内避免沾水。

7）针刀操作后即刻三维动态牵伸回旋法。

（4）针刺治疗

主穴：肩前、肩髎、肩髃、臑俞、外关、合谷。

配穴：若风寒重，可加用风门、风池；若湿重，可加用曲池、阴陵泉；若有瘀滞，可加用肩贞、阳陵泉、条口；若气血虚，可加足三里、气海、血海。

治则：平补平泻，时间 20 分钟。

（5）功能锻炼

1）爬墙练习：面对墙壁，两足分开与肩同宽，上肢前伸，手指做爬墙运动，由低逐渐增高，使肩臂肌肉有牵拉感，重复 10 次，坚持练习。

2）后伸压肩：背向桌面，双手扶桌，反复下蹲，重复 10 次，练习肩关节后伸功能。

3）站立画圈：站立、双臂伸直，最大限度缓慢地由下向上按顺时针画圈（注：双臂伸直，否则无效），然后逆时针画圈，重复 10 次，反复进行。

4）患者双手扶持固定物体（如床沿、桌边）做下蹲动作，用体重牵拉患肢向上举直。

5）双手在颈后部交叉，肩关节尽量内收及外展，反复数次。

6）处方锻炼必须持之以恒、循序渐进才能收到效果。根据个人体质强弱、年龄差异、病情轻重等不同情况，选择不同的运动方式。时间、次数及运动量应因人而异。运动量由小到大，逐步增加，不能操之过急。锻炼时间应根据个人情况，以晨起和睡前为佳。用力要柔软、缓和，切忌用力过猛。动静适度，要尽量使全身肌肉、关节都得到锻炼。同时合并有高血压、心脏病的患者，用力不可过猛，需小心行事。

（6）辨证口服中药：见急性期辨证口服中药治疗。

3．恢复期　恢复期的治疗原则以功能为主，外治为先，减少副作用。

（1）外用中医理疗、外用药：拔罐治疗、中药湿敷治疗、中频药物导入治疗、穴位贴敷、微波射频中药敷贴治疗、红外偏振光治疗等。

（2）功能锻炼：见僵硬期。

（3）针刺治疗：见僵硬期。

（4）辨证口服中药：见急性期辨证口服中药治疗。

(四) 疗效评价

1. **评价标准**　整体疗效评定参照《中药新药临床研究指导原则》(卫生部制定发布，2002 年) 有关“肩周炎”的疗效标准：

(1) 治愈 (临床痊愈)：肩部疼痛消失，肩关节活动度恢复正常。

(2) 显效：肩部疼痛缓解明显，肩关节活动度改善明显。

(3) 有效：肩部疼痛基本缓解，肩关节活动度部分改善。

(4) 无效：症状无改变。

2. **评价方法**　肩部疼痛和功能障碍为肩周炎两大主症，故本方案以肩部疼痛和肩关节活动度为疗效评定的依据。

(1) 肩部疼痛：采用视觉模拟评分法 (visual analogue scale，VAS) 评价患者的疼痛变化，进行积分计算。

注：VAS 是使用一条长约 10 cm 的游动标尺，一面标有 10 个刻度，两端分别为“0”端和“10”端，“0”分表示无痛，“10”分表示难以忍受的最剧烈的疼痛。临床使用时，将有刻度的一面背向患者，让患者在直尺上标出能代表自己疼痛程度的相应位置，医师根据患者标出的位置为其评出分数。目前临床常用的 VAS 尺正面“0”端和“10”端之间有游动标，背面有“0 ~ 10”的刻度，实用而方便。

(2) 肩关节活动度：使用卷尺和旋转测量角度盘 (尺) 测量肩关节内旋和外旋的角度、摸背试验和摸耳试验，将以上 4 项指标的测定结果按评分标准换算。肩关节活动度的测定方法具体见肩关节功能评定方案。

A：肩部活动功能评定指标

内旋角度：肩外展 90°，达不到 90° 者采用最大外展角度。肘屈 90°，前臂旋后。将前臂置于背部，将前臂被动转向中部，记录内旋角度。

外旋角度：准备如上。将前臂旋向头部，记录外旋角度。

摸背试验：患者正坐于凳上，反手用拇指端背面触及背中线，尽量向上移动，用卷尺测量指端至第 7 颈椎棘突之间的距离，以厘米计。

摸耳试验：患者正坐，头保持正直，举手屈肘，经头顶摸对侧耳，记录中指尖端触及处。

B：肩关节活动评分 (表 11-1)

表11-1 肩关节活动评分

分数	内旋（°）	外旋（°）	摸背试验（cm）	摸耳试验（以左手为例）
0	0	0	57	左头外侧
10	10	10	52	左耳
20	20	20	47	左耳上方
30	30	30	42	左顶部
40	40	40	37	头顶中部
50	50	50	32	右顶部
60	60	60	27	右耳上方
70	70	70	22	右耳上 1/3
80	80	80	27	右耳中 1/3
90	90	90	12	右耳下 1/3

C：肩关节功能分级（表 11-2）

表11-2 肩关节功能分级

功能级别	功能情况	总分
0	极度受限	0 ~ 60
1	严重受限	60 ~ 120
2	显著受限	121 ~ 180
3	中度受限	181 ~ 240
4	轻度受限	241 ~ 300
5	正常	301 ~ 360

（3）红外热成像评估：利用医用红外热成像技术可以通过光学仪器等系统设备把不可见的瞬间体表温度通过红外热成像图表达人体的温度变化。通过对肩周炎肩关节局部解剖部位的热成像分析，采集前部双肩肱二头肌腱、结节间沟和后部冈上肌、冈下肌、小圆肌等肌腱和肌腹热图。分析治疗前及治疗后肩部热成像和色码温度区定位。

（刘爱峰　张　超）

参考文献

[1] Blanchard V，Barr S，Cerisola F L. The effectiveness of corticosteroid injections compared with physiotherapeutic interventions for adhesive capsulitis：a systematic review [J]. Physiotherapy，2010，96（2）：95-107.

[2] Sharma S. Management of frozen shoulder conservative vs surgical [J]. Annals of the Royal College of Surgeons of England，2011，93（5）：343.

[3] 桑鹏，刘毅. 冻结肩的诊疗研究进展 [J]. 局解手术学杂志，2018，27（9）：683-688.

[4] 陈滢如，杨金生，王亮，等.《肩周炎循证针灸临床实践指南》解读 [J]. 中国针灸，2017，37（9）：991-994.

[5] 李勇，程剑锋，杨宇峰. 推拿治疗肩关节周围炎的现代研究进展 [J]. 按摩与康复医学，2018，9（13）：91-93.

[6] 张云亮，王平. 叶氏活血舒筋手法治疗冻结肩 32 例临床观察 [J]. 中国中医骨伤科杂志，2010，18（11）：45-46.

[7] 邬学群，王世伟，邢秋娟."施氏整肩三步九法"治疗肩周炎临床研究 [J]. 中国中医骨伤科杂志，2012，20（3）：4-5+8.

[8] 贾琦，毛银芳. 点穴推拿治疗肩关节周围炎 156 例 [J]. 中国民间疗法，2010，18（4）：17.

[9] 桑鹏，刘毅. 冻结肩的诊疗研究进展. 局解手术学杂志，2018，27（9）：683-688.

[10] Kwaees T A，Charalambous C P. Surgical and non-surgical treatment of frozen shoulder. Survey on surgeons treatment preferences [J]. Muscles，ligaments and tendons journal，2014，4（4）：420.

[11] Chye Y Ng，Anish K A，Liz M，et al. A prospective randomized trial comparing manipulation under anaesthesia and capsular distension for the treatment of adhesive capsulitis of the shoulder [J]. Shoulder & Elbow，2012，4（2）：95-99.

[12] 郭越，郭健红. 肩周炎的临床康复治疗进展 [J]. 医学综述，2014，20（15）：2752-2754.

[13] 钱洪，赵建宁，包倪荣. 冻结肩的治疗进展 [J]. 颈腰痛杂志，2017，38（1）：69-72.

[14] Rookmoneea M，Dennis L，Brealey S，et al. The effectiveness of interventions in the management of patients with primary frozen shoulder [J]. Br J Bone Joint

Surg，2010，92（9）：1267-1272.

[15] 陆军，王宸．冻结肩的诊疗进展［J］．中华关节外科杂志（电子版），2015，9（4）：527-531.

[16] 陈疾忤，陈世益．肩周炎研究进展［J］．国外医学（骨科学分册），2005（2）：94-96.

[17] 李伟，詹红生，陆念祖．肩周炎国内外研究进展［J］．亚太传统医药，2015，11（22）：44-46.

[18] 李承球．肩周炎的治疗现状和命名商榷［J］．颈腰痛杂志，2004（3）：143-144.

[19] 中国针灸学会微创针刀专业委员会．针刀医学临床诊疗与操作规范［M］．北京：中国中医药出版社，2012：20-22.

[20] 苏瑾，王平，刘爱峰．医用红外热成像技术下三维动态牵伸回旋法治疗冻结期肩关节周围炎的疗效评价及可行性分析［J］．中医学报，2014，29（8）：1141-1143.

[21] 陈鼎民．中药治疗肩周炎 205 例［J］．陕西中医，1990（1）：16.

[22] 吴奎．中药治疗疼痛型肩周炎 60 例［J］．黑龙江中医药，2009，38（5）：17-18.